# Diabetes & Dialyse

Ein Praxiskompendium

# Diabetes & Dialyse

## Ein Praxiskompendium

Werner Kleophas

Geleitwort von Bernd Grabensee

32 Abbildungen
22 Tabellen

2000
Georg Thieme Verlag
Stuttgart · New York

Dr. med.
Werner Kleophas
Nephrologisches
Zentrum
Karlstraße 17 – 19
40210 Düsseldorf

*Die Deutsche Bibliothek – CIP-Einheitsaufnahme*

*Kleophas, Werner:*
Diabetes & Dialyse: ein Praxiskompendium;
22 Tabellen / Werner Kleophas. Geleitw. von Bernd Grabensee –
Stuttgart ; New York : Thieme, 2000


Georg Thieme Verlag
Rüdigerstraße 14
70469 Stuttgart

Printed in Germany

Umschlaggrafik:
Martina Berge,
Erbach/Ernsbach

Grafiken:
Ziegler + Müller,
Kirchentellinsfurt

Satz:
Ziegler + Müller,
Kirchentellinsfurt
System: 3B2 (6.05)

Druck:
Grammlich,
Pliezhausen

Buchbinder:
Held, Rottenburg

ISBN 3-105581-2

1 2 3 4 5 6

**Wichtiger Hinweis:** Wie jede Wissenschaft ist die Medizin ständigen Entwicklungen unterworfen. Forschung und klinische Erfahrung erweitern unsere Erkenntnisse, insbesondere was Behandlung und medikamentöse Therapie anbelangt. Soweit in diesem Buch eine Dosierung oder eine Applikation erwähnt wird, darf der Leser zwar darauf vertrauen, dass Autoren, Herausgeber und Verlag große Sorgfalt darauf verwandt haben, dass diese Angabe dem **Wissensstand bei Fertigstellung dieses Buches** entspricht.

Für Angaben über Dosierungsanweisungen und Applikationsformen kann vom Verlag jedoch keine Gewähr übernommen werden. **Jeder Benutzer ist angehalten,** durch sorgfältige Prüfung der Beipackzettel der verwendeten Präparate und gegebenenfalls nach Konsultation eines Spezialisten festzustellen, ob die dort gegebene Empfehlung für Dosierungen oder die Beachtung von Kontraindikationen gegenüber der Angabe in diesem Buch abweicht. Eine solche Prüfung ist besonders wichtig bei selten verwendeten Präparaten oder solchen, die neu auf den Markt gebracht worden sind. **Jede Dosierung oder Applikation erfolgt auf eigene Gefahr des Benutzers.** Autoren und Verlag appellieren an jeden Benutzer, ihm etwa auffallende Ungenauigkeiten dem Verlag mitzuteilen.

# Geleitwort

Diabetes mellitus ist die häufigste Ursache der terminalen Niereninsuffizienz geworden. In Deutschland beträgt die Inzidenz des Diabetes mellitus als Ursache für eine dialysepflichtige Niereninsuffizienz mittlerweile 35 % und geht fast ausschließlich zu Lasten zunehmend älterer Typ-II-Diabetiker. Unverändert haben Diabetiker eine mehrfach höhere Morbidität und Mortalität während der Dialysebehandlung als Nichtdiabetiker. Die überwiegende Todesursache ist eine kardiovaskuläre Erkrankung, welche Jahre vor der Dialysetherapie beginnt und mit zunehmender Niereninsuffizienz akzelleriert. Obwohl es zahlreiche Studien zu Therapiemöglichkeiten mit optimaler Blutdruck- und Blutzuckereinstellung, Optimierung des Fettstoffwechsels sowie frühzeitiger Behandlung von diabetischer Retinopathie und Neuropathie mit diabetischem Fuß gibt, sehen wir in der Praxis täglich diabetische niereninsuffiziente Patienten in erschreckendem Zustand. An verschiedenen deutschen Kliniken wurde in den letzten Jahren gezeigt, dass bei Neuaufnahme in Zentren mit nephrologischer und diabetologischer Kompetenz solche Patienten fast ausschließlich eine unzureichende Blutdruckeinstellung aufweisen, zu einem großen Teil der Blutzucker nicht optimal kontrolliert ist und die Patienten in bis zu 30 % einer sofortigen Dialysetherapie bedürfen.

Eine entscheidende Möglichkeit zur frühzeitigen und effektiven Versorgung dieser Patienten ist eine deutlich besser strukturierte Kooperation zwischen Nephrologie und Diabetologie, einmal um Diabetiker länger dialysefrei zu halten und zum anderen um Patienten in besserem Zustand und mit guter Vorbereitung zum richtigen Zeitpunkt vor Auftreten bedrohlicher Symptome an die Hämodialyse bzw. die gleichwertige Peritonealdialyse zu bringen und/oder in ausgewählten Fällen eine Nierentransplantation bzw. eine simultane Nieren-/Pankreastransplantation zu planen.

In dem vorliegenden Buch ist es Herrn Dr. Kleophas hervorragend gelungen, nicht nur das Problem dieser mangelnden Kooperation darzustellen, sondern praxisnah und gut strukturiert Möglichkeiten einer gut nachvollziehbaren rationellen Therapie für diese multimorbiden Problempatienten aufzuzeigen.

Er hat die Probleme des Diabetes mellitus unter den Gesichtspunkten der Niereninsuffizienz ebenso klar dargestellt wie er Umstände und Therapiemöglichkeiten der Niereninsuffizienz bei primär diabetologischer Sicht aufzeigt. Ein großer Teil des für eine breite Gruppe von Ärzten und Pflegepersonal sehr gut verständlich dargestellten Buches befasst sich mit den praktischen Gesichtspunkten der Dialysetherapie. Hier werden klare Konzepte zu Beginn und Durchführung der Hämodialyse ebenso gegeben wie zur Vorbereitung der besonders für den Diabetiker wichtigen Transplantation. Als wichtige Instrumente der Qualitätssicherung finden sich im Anhang des Buches eine Diabetes-Checkliste, der Diabetes-Vertrag zwischen Krankenkassen und der Kassenärztlichen Vereinigung sowie Qualifikationsvoraussetzungen zur Ausführung von Blutreinigungsverfahren.

Das vorliegende Buch konnte nur auf Grund der langjährigen Tätigkeit von Herrn Dr. Kleophas sowohl im Bereich der Diabetologie als auch im Bereich der Nephrologie und seiner außergewöhnlich großen Erfahrung mit diabetischen Dialysepatienten entstehen. Dazu ist der Autor zu beglückwünschen. Es ist zu hoffen und ich denke auch zu erwarten, dass dieses praxisnahe Werk dazu beiträgt, auf der einen Seite den seit mehr als 10 Jahren definierten Zielen der Diabetesbehandlung in der St.-Vincent-Deklaration näher zu kommen und auf der anderen Seite die exzessive Mortalität und Morbidität verbunden mit einer zum Teil höchstgradig eingeschränkten Lebensqualität der diabetischen Dialysepatienten zu verbessern. Zum Wohle dieser Patienten wünsche ich dem Buch eine weite Verbreitung.

Düsseldorf, im Sommer 2000 — Prof. Dr. Bernd Grabensee

# Vorwort

1997 wurde erstmalig auf Anregung der Firma Boehringer Mannheim ein Wochenendseminar für Dialysepersonal unter dem Titel „Diabetes – Dialyse – Lebensqualität: Eine große Aufgabe für Schwestern, Pfleger, Ernährungsberater und Ärzte“ durchgeführt. Das Interesse an dieser Veranstaltung war außergewöhnlich groß, sodass zahlreiche weitere Seminare folgten.

Die Ursache für diesen großen Zuspruch war offensichtlich: In den letzten 6 Jahren wurden die Dialysezentren in Deutschland konfrontiert mit immer mehr Dialysepatienten, immer älteren Patienten und – vor allem – älteren diabetischen Dialysepatienten. Diese multimorbiden Patienten stellen wesentlich höhere Anforderungen an die Organisationsstruktur der Dialysezentren. Der ärztliche und pflegerische Betreuungsaufwand erreicht eine neue Dimension.

Auf der anderen Seite werden auch Diabeteszentren immer häufiger mit Patienten konfrontiert, die bereits an einer fortgeschrittenen Niereninsuffizienz leiden oder die mit der künstlichen Niere behandelt werden. Auch hier bestehen neue Therapieprobleme und neue Anforderungen an das Behandlungsteam. Das hier vorliegende ärztliche Kompendium der Reihe „Diabetes & Dialyse“ fasst die wesentlichen Punkte dieser neuen Herausforderung aus praktischer Sicht kurz zusammen.

Meinen Kollegen Günter van Endert, Andreas Westhoff, Frank Dellanna, Bruno Hartmann, Gangolf Backus und meiner Kollegin Gabi Weske danke ich für viele wertvolle Hinweise und Anregungen. Besonders danke ich Frau Alexandra Rieneck für die sorgfältige Erstellung des Manuskriptes.

Düsseldorf, im Sommer 2000 — Werner Kleophas

# Inhaltsverzeichnis

# 1 Historische Anmerkungen

Das Schlüsseljahr 1923: Erste Insulinbehandlung in Deutschland. Erste Dialysebehandlung weltweit.

1922 wurde aufgrund der Erfahrungen von Banting und Best (Abb. 1.**1**) an pankreatektomierten Hunden in Toronto erstmals ein Diabetiker mit einem Insulinpräparat behandelt. Die Insulinbehandlung fand innerhalb kürzester Zeit weltweite Verbreitung. In Deutschland wurde 1923 mit der Insulintherapie begonnen. Insulin ist seither fester Bestandteil der Diabetestherapie.

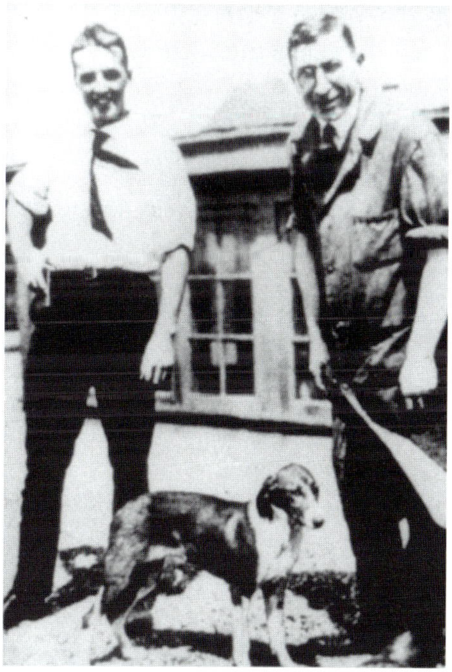

Abb. 1.**1** Pionierzeit: Banting und Best nach ihren ersten erfolgreichen Tierversuchen mit Insulin 1921.

Im gleichen Jahr hat der Giessener Internist Prof. Haas zum ersten Male die Dialysetherapie mit dem Ziel der Behandlung an urämischen Patienten durchgeführt. Seinen Arbeiten „über die Blutauswaschung am Menschen" kommt das Verdienst zu, erstmalig die Behandlung eines urämischen Patienten mittels Dialyse zu beschreiben (Abb. 1.**2**).

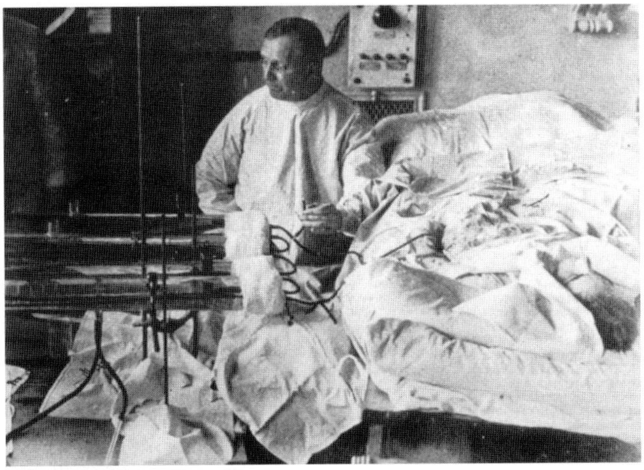

Abb. 1.**2** Pionierzeit: Prof. Haas bei einer seiner ersten erfolgreichen Dialysetherapien 1923.

Im Gegensatz zur schnellen Einführung des Insulins in die Standardtherapie dauerte es jedoch noch sehr lange, bis Willem Kolff als junger holländischer Assistenzarzt während der deutschen Besatzungszeit im 2. Weltkrieg die künstliche Niere wieder entdeckte. Kolff behandelte mehrere Patienten mit akutem Nierenversagen mit einer Trommelniere (Abb. 1.**3**).

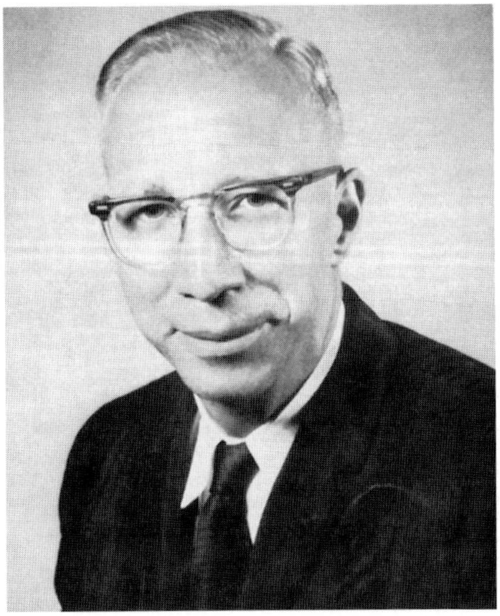

Abb. 1.**3** Pionierzeit: Willem Kolff, 1941: Einführung der Dialysetherapie zur Behandlung des akuten Nierenversagens.

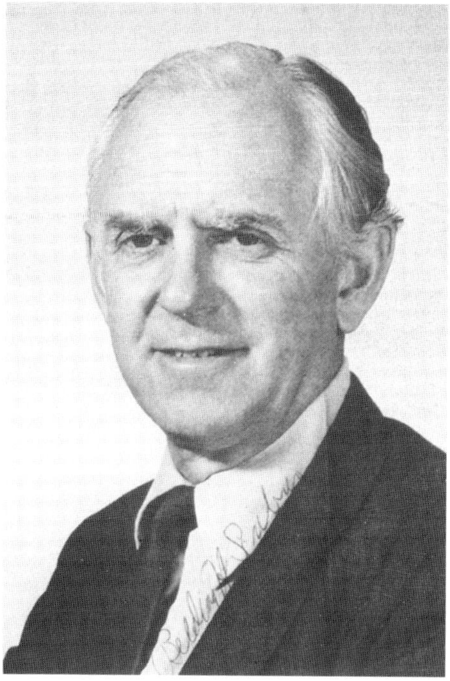

Abb. 1.**4** Pionierzeit: Belding Scribner, 1960: Beginn der chronischen Dialysetherapie durch Schaffung eines peripheren Blutzuganges.

Bis 1960 erfolgte der Blutzugang für die Dialysetherapie über Katheter. Erst nach Einführung des arteriell-venösen Shunts durch Scribner (Abb. 1.**4**) gelang es, einen Gefäßzugang zu schaffen, der auch für die Durchführung der chronisch-intermittierenden Dialyse geeignet war. Weltweit wurden chronische Dialyseprogramme geschaffen. Diabetes mellitus galt seinerzeit in den meisten Zentren noch als Kontraindikation für die Aufnahme in ein solches Programm.

Heute dagegen ist Diabetes mellitus die häufigste Grundkrankheit, die zur Aufnahme in ein chronisches Dialyseprogramm führt.

## Literatur

Kolff W. J.: Die Künstliche Niere. In: Das Medizinische Prisma, 1/1968
Mc Bride P. T.: Genesis of the Artificial Kidney, Travenol Laboratories, 1979
Rinke S., Berger M.: Die ersten Jahre der Insulintherapie. W. Zuckschwerdt: München, Berlin, 1983

# 2 Problemstellung

Es stellt sich die Frage, ob die heute zur Verfügung stehenden Strukturen der Qualitätssicherung dem medizinischen und quantitativen Problem des diabetischen Dialysepatienten noch gerecht werden.

Ist die Qualitätssicherung heute noch adäquat?

In den ersten Jahren der Nierenersatztherapie zählte Diabetes als Grundkrankheit der Urämie noch zu den Kontraindikationen für die Aufnahme ins chronische Dialyseprogramm. Ursachen hierfür waren die schlechte Prognose des diabetischen Spätsyndroms, die hohe Komplikationsrate der damaligen Dialysetechnik und sicherlich auch die mangelnde Kapazität.

Heute stellen diabetische Patienten die häufigste neu aufzunehmende Patientengruppe in den europäischen und amerikanischen Dialysezentren dar. In Deutschland sind etwa 20–30% aller neu aufzunehmenden Dialysepatienten Diabetiker, wobei regionale Unterschiede zu berücksichtigen sind. Prozentual nimmt dabei die Anzahl der Typ-2-Diabetiker zu, was durch die Epidemiologie des Diabetes mellitus auch zu erwarten ist. Dies bedingt auch eine andere Altersstruktur in den Diabeteszentren und eine Verschiebung hin zu multimorbiden Patienten.

Häufigste Dialyseindikation: Diabetes!

Dieses Kompendium wird sich unter anderem mit den folgenden Fragen auseinandersetzen:

- Was hat sich getan zwischen den beiden Extremen Kontraindikation 1967 – Hauptindikation 1997?
- Gibt es Qualitätsrichtlinien für die Behandlung terminal niereninsuffizienter Diabetiker?
- Gibt es evaluierte Standardtherapieverfahren?
- Wie stellen sich die Fachgesellschaften zu dem Problemkreis Diabetes und Dialyse?

## 2.1 Aktuelle Problemerfassung in der Diabetologie

Aus diabetologischer Sicht gibt es keine standardisierten Vorgaben für die Behandlung dialysepflichtiger Diabetiker. Die St.-Vincent-Deklaration, eine WHO-Konferenz zur Prävention diabetischer Komplikationen von 1989 (Tab. 2.**1**), fordert eine Reduktion der Anzahl von terminalen Nierenversagen aufgrund einer diabetischen Nephropathie um 30%. Zur Qualität der Versorgung terminal niereninsuffizienter Diabetiker bezieht die St.-Vincent-Deklaration keine Stellung. Die exzessiv hohe Morbidität und Mortalität werden nicht thematisiert oder gar Ziele zur Senkung der hohen Mortalität definiert.

Tab. 2.**1** St.-Vincent-Deklaration.

**Generelle Ziele: Ein Modell für Vorsorge und Selbsthilfe.**
**WHO und IDF, Europe, St. Vincent (Italien), 10. – 12. Oktober 1989**

- anhaltende Verbesserung des Befindens und ein Leben, das sich in Lebensqualität und Lebenserwartung der Norm nähert
- Prävention und Therapie des Diabetes und der damit verbundenen Komplikationen durch intensive Forschungsarbeit
- Einrichtung von Überwachungs- und Kontrollsystemen unter Verwendung moderner Informationstechnologie zur Qualitätssicherung der Versorgung
- Unterstützung bereits bestehender bewährter Zentren

**5-Jahres-Ziele: Maßnahmen zur Vermeidung schwerwiegender Folgeschäden**

- Reduktion der Zahl neuer diabetesbedingter Erblindung um ⅓
- Reduktion der Zahl der Fälle von terminalem Nierenversagen um ⅓
- Reduktion der Zahl der Amputationen aufgrund Gangrän um 50%
- Verminderung der diabetesbedingten KHK durch Reduktion der Risikofaktoren

Heute muss festgehalten werden, dass mehr als 10 Jahre nach Verabschiedung der St.-Vincent-Deklaration die definierten Therapieziele bei weitem nicht erreicht wurden: Die Häufigkeit von terminalem Nierenversagen aufgrund diabetischer Nephropathie konnte keinesfalls gesenkt werden, sondern nahm sogar deutlich zu. In der öffentlichen Meinung in Deutschland wurde für die zunehmende Problematik diabetischer Spätkomplikationen eine unzureichende medizinische Versorgung verantwortlich gemacht. So kommentierte der „Spiegel" 1997 die Versorgungsqualität diabetischer Patienten mit „hundsmäßig eingestellt". Auch wissenschaftliche Untersuchungen deckten Versorgungsprobleme auf. Insbesondere für die diabetische Nephropathie zeigte sich ein Fehlen präventiver Maßnahmen, um eine Progression in ein dialysepflichtiges Stadi-

| | |
|---|---|
| – Hypertonie* | 97 % |
| – regelmäßige antihypertensive Therapie | 44 % |
| – normotensiv unter antihypertensiver Therapie | 20 % |
| – lipidsenkende Therapie | 5 % |
| – ophthalmologische Kontrolle < 12 Monate vor Dialysebeginn | 47 % |

* Blutdruck > 165/95 mm Hg oder antihypertensive Therapie

Tab. 2.**2** Behandlungsgrad von Hochdruck, Hyperlipidämie und Retinopathie bei Diabetikern zum Zeitpunkt des Beginns der Nierenersatztherapie (Koch et al., 1991).

um zu verzögern oder zu vermeiden. Koch et al. und Pommer wiesen in der prädialytischen Phase eine völlig unzureichende Blutdruckeinstellung nach (Tab. 2.**2**). Bezüglich der interdisziplinären Betreuung zeigte sich, dass 38 % der diabetischen Patienten, die erstmalig bei einem Nephrologen vorgestellt wurden, nur noch über eine Kreatinin-Clearance < 10 ml/min verfügten und somit eine Einleitung der Dialysetherapie unmittelbar bevorstand. Diese Situation führte in den letzten Jahren zu einer umfassenden Initiative der Deutschen Diabetes Gesellschaft (DDG) und der Arbeitsgemeinschaft Niedergelassener Diabetologen (AND), mit dem Ziel, die medizinische Basisversorgung diabetischer Patienten und damit auch die Prävention der diabetischen Nephropathie zu verbessern. Hierzu müssen auch die Bemühungen einzelner Kassenärztlicher Vereinigungen und Kostenträger gerechnet werden: Seit April 1999 besteht im Bereich der Kassenärztlichen Vereinigung Nordrhein ein Vertrag zur Intensivierung der interdisziplinären Kooperation von Vertragsärzten in der ambulanten Versorgung von Diabetikern. Dieses als Strukturvertrag bezeichnete Regelwerk definiert die Zusammenarbeit zwischen sogenannten diabetologischen Hausärzten, diabetologischen Schwerpunktpraxen und gegebenenfalls Nephrologen oder Augenärzten. Zahlreiche Schnittstellen zeigen an, wann eine Weiterüberweisung zwingend erforderlich ist. Die am Strukturvertrag teilnehmenden Ärzte unterliegen selbst bestimmten Qualifikationsvoraussetzungen, einer Weiterbildungspflicht für sich und das Personal und einer strengen Dokumentationspflicht. Eine Vergütung erfolgt nur bei vollständiger Dokumentation und Einhaltung aller Schnittstellen. Die Therapiedaten werden zur Erfassung der Ergebnisse anonymisiert ausgewertet. Somit besteht ein komplettes Qualitätsmanagementsystem, das Struktur-, Prozess- und Ergebnisqualität erfasst und regelt. Es bleibt zu hoffen, dass diese begrüßenswerte Initiative zu der erhofften Verbesserung der medizinischen Versorgung führt. Der genaue Wortlaut dieser Vereinbarung ist im Anhang zu finden.

Die Versorgungsqualität niereninsuffizienter Diabetiker muss verbessert werden.

häufig - frequent

## 2.2 Aktuelle Problemerfassung in der Nephrologie

Aus nephrologischer Sicht ist seit vielen Jahren eine teilweise auch emotional geführte Diskussion im Gange, ob Peritonealdialyse- (PD) oder Hämodialyseverfahren (HD) besser geeignet seien zur Versorgung terminal niereninsuffizienter Diabetiker. Ein signifikanter Vorteil für eines der beiden Verfahren kann aus dem Vergleich der unterschiedlichen Studien zu diesem Thema bisher nicht abgeleitet werden. Für beide Verfahren gilt, dass die Überlebenschance der behandelten Diabetiker sehr viel schlechter ausfällt als bei anderen Grunderkrankungen.

- In Europa leben fünf Jahre nach Beginn der Nierenersatztherapie nur noch zwischen 25 – 35 % aller diabetischen Patienten.
- Es gibt keine nennenswerten Unterschiede zwischen PD- und HD-Verfahren.
- Die Lebensqualität dabei ist deutlich reduziert, bedingt durch zahlreiche Komplikationen während der Behandlung.

Höchstes Mortalitätsrisiko bei diabetischen Dialysepatienten.

Die Hauptindikation zur Dialysetherapie hat somit das höchste Sterberisiko. Der Diabetes mellitus stellt zwar die häufigste Indikation zur Nierenersatztherapie dar, weist aber das höchste Mortalitätsrisiko auf.

Fehlende Behandlungsstandards.

Im Bereich der Nephrologie definiert der Dialysestandard, herausgegeben von der Deutschen Arbeitsgemeinschaft für Klinische Nephrologie, die fachlichen Voraussetzungen für die Erbringung von Dialyseleistungen. In diesem Standard werden diabetische Patienten zwar als Risikopatienten benannt, aber es werden keine eigenen Behandlungsstandards definiert, wie beispielsweise für pädiatrische Patienten. Darüber hinaus existieren die Qualifikationsvoraussetzungen gemäß § 135 Abs. 2 SGB V zur Ausführung von Blutreinigungsverfahren. Der Text dieser Vereinbarung ist im Anhang zu finden.

Beide Regelwerke berücksichtigen nicht den diabetischen Dialysepatienten als eigenständige Entität.

In den aktuellen Strukturen der Qualitätssicherung in der Diabetologie und der Nephrologie (Tab. 2.**3**) spielt somit das Problem des diabetischen Dialysepatienten offensichtlich keine besondere Rolle. Die große Anzahl dieser Patienten und ihre schlechte Prognose sollten nicht nur innerhalb der Fachgesellschaften, sondern auch interdisziplinär zu vermehrten Anstrengungen führen, Behandlungsziele zu definieren und ein Qualitätsmanagementsystem aufzubauen (Tab. 2.**4**, Abb. 2.**1**).

| |
|---|
| – St.-Vincent-Deklaration |
| – Strukturvertrag Diabetes der KV Nordrhein |
| – § 135 SGB V (Qualifikationsvoraussetzungen für die Dialyse) |
| – Dialysestandard (von 1993) |

Tab. 2.**3** Strukturen der Qualitätssicherung für Diabetes und Dialyse.

| |
|---|
| – Verminderung der exzessiven Mortalität |
| – Verminderung der exzessiven Hospitalisierung |
| – mehr Lebensqualität |

Tab. 2.**4** Therapieziele der Nierenersatztherapie bei Diabetikern für die Zukunft.

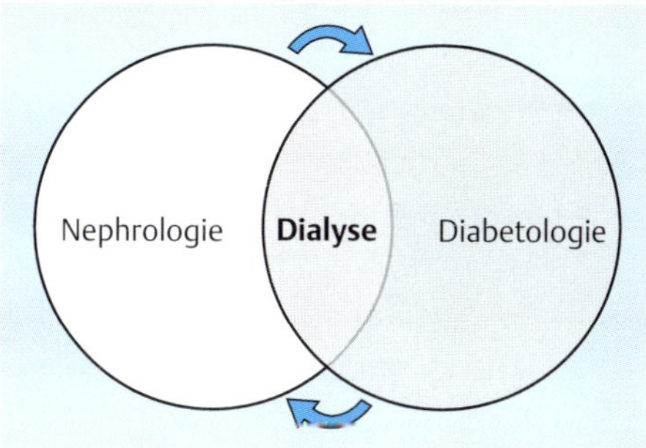


Abb. 2.**1** Dialyse bei diabetischen Patienten: Schnittmenge der interdisziplinären Zusammenarbeit zwischen Diabetologie und Nephrologie.

Hoffnungsvolle Ansätze wie der Strukturvertrag Diabetes sollten hier als Vorbild genommen werden. Während die Prävention der Progression der diabetischen Nephropathie mittlerweile zunehmend fester Bestandteil des Therapiekonzeptes für diabetische Patienten geworden ist, gibt es für dialysepflichtige diabetische Patienten zur Zeit kein standardisiertes Konzept zur Prävention ihres besonderen Risikos: Kardiovaskuläre Erkrankungen und insbesondere der plötzliche Herztod stehen hier im Vordergrund. Eine Tertiärprävention der diabetischen Nephropathie muss somit ein diagnostisches und therapeutisches Konzept umfassen, was dieses Risiko bei dialysepflichtigen Patienten minimiert (Tab. 2.**5**).

Prävention

| | |
|---|---|
| – Primärprävention | |
| – Sekundärprävention | = Prävention der Progression |
| – Tertiärprävention | = Prävention urämischer **und** diabetologischer Komplikationen |

Tab. 2.**5** Notwendige Prävention in allen Phasen der diabetischen Nephropathie.

## Literatur

Held P. J., Brunner F., Odaka M., Garcia J. R., Port F. K., Gaylin D. S.: Five-year survival for end-stage renal disease patients in the United States, Europe and Japan 1982 – 1987, Am. J. Kidney Dis. 1990; 15: 451 – 457

Koch M.,Tschöpe W., Ritz E.: Ist die Betreuung niereninsuffizienter Patienten in der prädialytischen Phase verbesserungsbedürftig? Dtsch. Med. Wschr. 1991; 116: 1543 – 1548

Pommer W., Bressel F., Chien F., Molzahn M.: Epidemiologie und Behandlungsqualität der diabetischen Nephropathie (DNP). Nieren- und Hochdruckkrankheiten 1996; 25: 443 a

# 3 Epidemiologie

## 3.1 Prävalenz und Inzidenz des Diabetes mellitus

Aufgrund der verfügbaren epidemiologischen Studien ergibt sich für Deutschland eine Gesamtprävalenz des Diabetes mellitus von etwa 4,5% der Bevölkerung oder zwischen 3,5 und 4 Millionen Personen. Legt man die neuen Diagnosekriterien der American Diabetes Association (ADA) zu Grunde, bei der auf den oralen Glukosetoleranztest völlig verzichtet wird, so würde sich für Deutschland eine Prävalenzverdopplung auf über 9% ergeben. ADA-Kriterien werden in Deutschland kontrovers diskutiert (s. Kap. 4).

Prävalenz und Inzidenz zeigen: Diabetes ist eine Volkskrankheit.

Mit zunehmendem Alter der Bevölkerung kommt es zu einem raschen Anstieg der Diabetesprävalenz. Im Alter über 60 Jahren beträgt diese knapp 20%. Während die Diabeteshäufigkeit im Alter unter 60 Jahren bei Männern niedriger ist als bei den Frauen, kehrt sich dieses Verhältnis bei den über 60-Jährigen um.

Die Prävalenz des Typ-1-Diabetes im Alter unter 20 Jahren liegt in Deutschland zwischen 0,07 und 0,1%. Detaillierte Aussagen zur Prävalenz des Diabetes mellitus liefert Tabelle 3.**1**.

| | Gesamtzahl | Prävalenz (%) |
|---|---|---|
| – alle Diabetiker | 4000000 | 5 |
| – davon insulinbehandelte Diabetiker | 800000 | 1 |
| – davon Typ-1-Diabetiker | mind. 200000 | 0,2–0,3 |
| – oral medikamentös behandelte Diabetiker | 2000000 | 2,5–3 |
| – nicht medikamentös behandelte Diabetiker | 1200000 | 1,5 |

Tab. 3.**1** Prävalenz des bekannten Diabetes mellitus in Deutschland nach Therapieart.

Die Inzidenz des Diabetes mellitus ist bei den über 60-jährigen Personen mit etwa 1200/100 000 Personenjahren am höchsten. Die Inzidenz des Typ-1-Diabetes in der Altersgruppe 0 – 14 Jahren lag am Ende der achtziger Jahre in Ostdeutschland bei 7,4/100 000 Personenjahren. Kinder und Jugendliche der gleichen Altersgruppe in westdeutschen Bundesländern wiesen eine deutlich höhere Neuerkrankungsrate auf (Baden-Württemberg 1987 – 1993: 11,6/100 000 Personenjahre, Nordrhein-Westfalen 1993/1994: 13,4/100 000 Personenjahre).

## 3.2 Prävalenz und Inzidenz der dialysepflichtigen Niereninsuffizienz bei Diabetes mellitus

In Deutschland werden seit 1996 durch die QuaSi-Niere gGmbH Daten zur Prävalenz und Inzidenz aller Patienten mit chronischer Nierenersatztherapie erfasst und veröffentlicht. QuaSi-Niere (Qualitätssicherung in der Nierenersatztherapie) ist ein Modellprojekt aller an der Versorgung chronisch nierenkranker Patienten in Deutschland beteiligten Institutionen und Interessengruppen. Die von QuaSi-Niere veröffentlichten Daten beruhen auf einer Rückmeldungsrate von über 90% aller Dialyse- und Transplantationseinrichtungen. Sie sind damit wesentlich aussagekräftiger als die zuletzt von der Europäischen Dialyse- und Transplantationsgesellschaft (EDTA) veröffentlichten Statistik, deren Rückmelderate in den einzelnen Ländern teilweise auf 30% zurückgegangen war. Tabelle 3.**2** gibt einen Überblick über die Gesamtzahl aller Patienten mit der chronischen Nierenersatztherapie.

Tab. 3.2 Patienten in chronischer Nierenersatztherapie (nach QuaSi-Niere).

| | | |
|---|---|---|
| **Summe aller Patienten in chronischer Nierenersatztherapie** | | |
| 1996 | 57 803 Patienten | |
| 1997 | 59 589 Patienten | |
| 1998[1] | 60 589 Patienten | |
| **Gesamtzahlen der Dialysepatienten** | | |
| | *Hämodialyse* | *Peritonealdialyse* |
| 1996 | 39 812 Patienten | 3 140 Patienten |
| 1997 | 42 105 Patienten | 2 818 Patienten |
| 1998[1] | 43 418 Patienten | 2 756 Patienten |
| **Nachsorge nach Nierentransplantation** | | |
| 1996 | 14 851 Patienten | |
| 1997 | 15 219 Patienten | |
| 1998[1] | 14 735 Patienten | |
| **Gesamtzahl der Neuaufnahmen in die chronische Nierenersatztherapie** | | |
| | *Hämodialyse* | *Peritonealdialyse* |
| 1996 | 11 527 Patienten | 963 Patienten |
| 1997 | 10 384 Patienten | 784 Patienten |
| 1998[1] | 11 154 Patienten | 679 Patienten |
| **verstorbene Dialysepatienten** | | |
| 1996 | 7 119 Patienten | |
| 1997 | 7 074 Patienten | |
| 1998[1] | 7 884 Patienten | |

[1] Vorläufige Auswertung Stand September 1999, geringe Änderungen sind zu erwarten.

Prävalenz und Inzidenz zeigen: Diabetes ist schon heute ein großes Problem in Dialysezentren mit weiterhin starker Zunahme.

Die Abbildungen 3.**1** – 3.**3** erklären die steigende Prävalenz diabetischer Patienten in der Nierenersatztherapie: Bereits 1996 betrug der Anteil diabetischer Dialysepatienten an der Gesamtzahl aller Patienten mit Nierenersatztherapie 21 % (Abb. 3.**1**). Gleichzeitig zeigte sich, dass die Inzidenz der diabetischen Nephropathie als Ursache der dialysepflichtigen Niereninsuffizienz alle anderen renalen oder systemischen Grundkrankheiten überholt hatte (Abb. 3.**2**). Im September 1999 war der Anteil diabetischer Patienten bereits auf 23 % angestiegen und es ergab sich bereits ein Prävalenzgleichstand mit der bis dahin häufigsten Grundkrankheit Glomerulonephritis (Abb. 3.**3**).

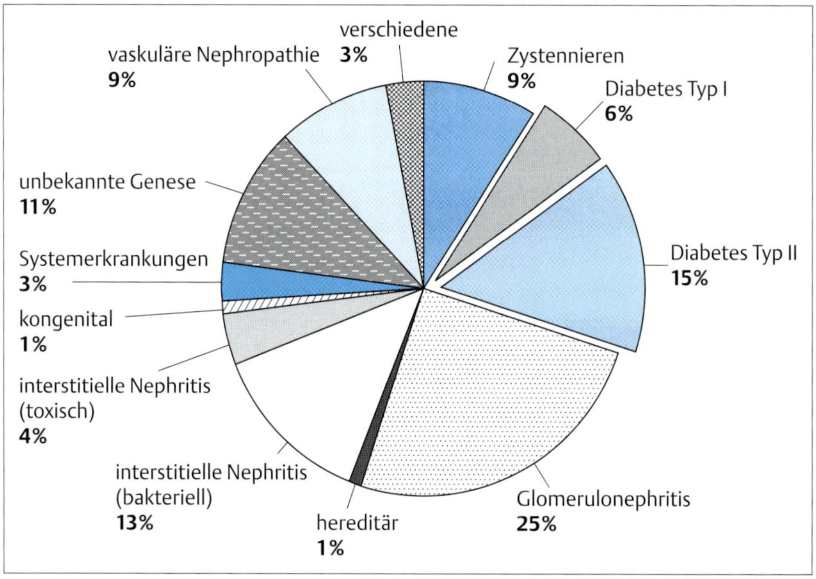


Abb. 3.**1** Epidemiologische Daten nach QuaSi-Niere: Prävalenz diabetischer Dialysepatienten 1996.

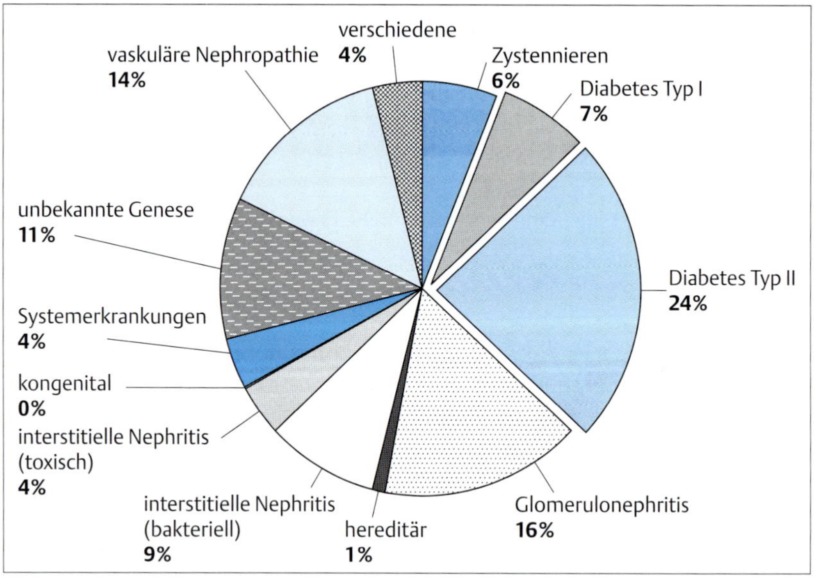


Abb. 3.**2** Epidemiologische Daten nach QuaSi-Niere: Inzidenz diabetischer Dialysepatienten 1996.

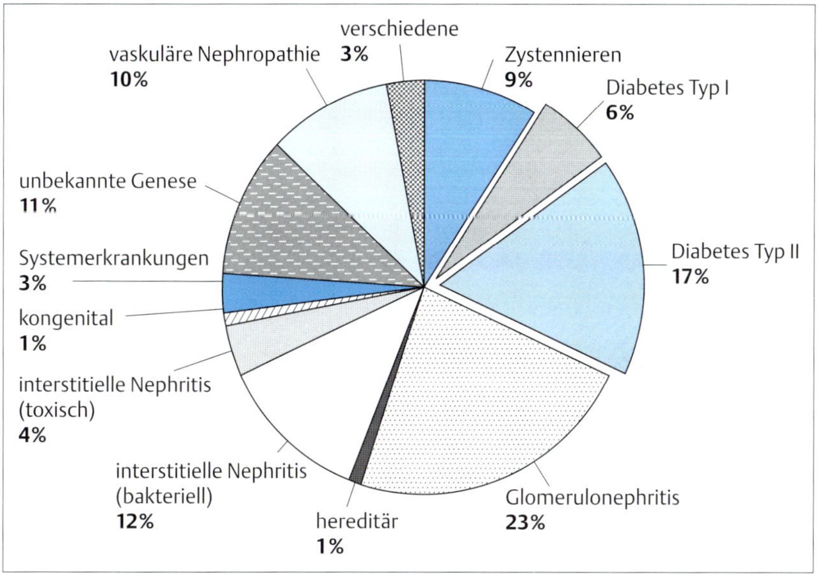


Abb. 3.**3** Epidemiologische Daten nach QuaSi-Niere: Gestiegene Prävalenz diabetischer Dialysepatienten 1999 als Folge der hohen Inzidenz.

Regional zeigen sich in Deutschland größere Unterschiede. So wurde im Bereich des unteren Neckars von Ritz et al. eine Inzidenz von über 50% berichtet. In den USA zeigte sich bereits 1995 (United States Renal Data System, USRDS) eine Prävalenz von 31% und eine Inzidenz von 40% (Tab. 3.**3**).

| Land | Diabetikeranteil an Dialysepatienten | Diabetikeranteil an neuen Dialysepatienten |
|---|---|---|
| Deutschland (QuaSi-Niere 1996) | 21% | 31% |
| USA (USRDS 1995) | 31% | 40% |
| Deutschland (Heidelberg 1992/1995) | –/– | 36/59% |

Tab. 3.**3** Prävalenz und Inzidenz: Weltweit und regional ein Problem.

Es bleibt somit festzustellen, dass diabetische Patienten den mit Abstand größten Anteil an neu aufzunehmenden Dialysepatienten in der westlichen Welt darstellen. In vielen Ländern der westlichen Welt stellen Diabetiker bereits jetzt den größten Anteil aller Dialysepatienten mit steigender Tendenz dar.

## 3.3 Mortalität bei dialysepflichtiger Niereninsuffizienz und Diabetes mellitus

Nach Erreichen eines dialysepflichtigen Stadiums ergibt sich für diabetische Patienten eine erschreckend hohe Mortalität. Diese ist unabhängig von den unterschiedlichen Behandlungsmodalitäten und weltweit sehr ähnlich (Abb. 3.**4**). Die 5-Jahres-Überlebensrate diabetischer Patienten an der Dialyse betrug in einer prospektiv ermittelten Studie für Typ-1-Diabetiker 30 und 8% für Typ-2-Diabetiker. Die Grundkrankheit Diabetes mellitus hat somit von allen Erkrankungen, die zu einer Dialysetherapie führen, die schlechteste Prognose (Abb. 3.**5**).

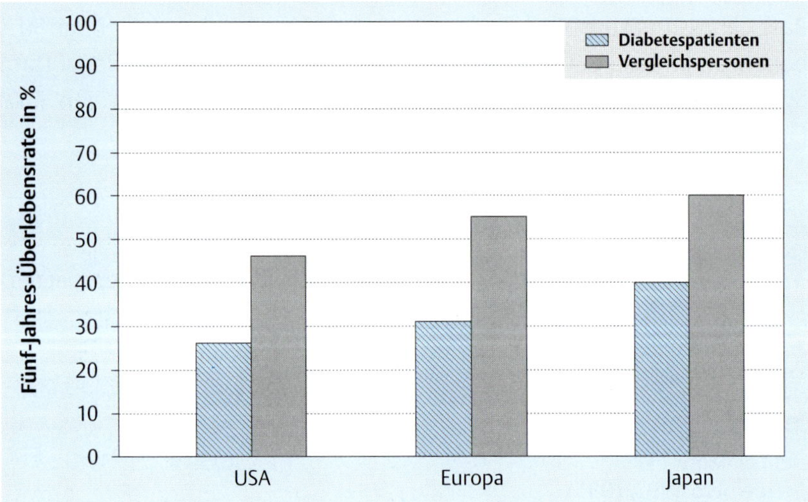


Abb. 3.**4** Weltweit schlechte Prognose der diabetischen Dialysepatienten (nach Held, 1990).

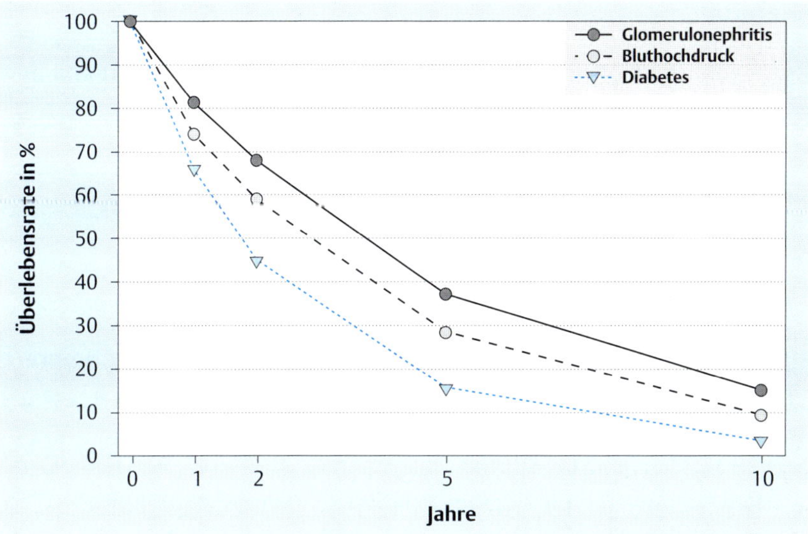


Abb. 3.**5** Vergleich der Prognose von Dialysepatienten hinsichtlich ihrer Grunderkrankung (nach USRDS, 1996).

Die schlechte Prognose diabetischer Patienten an der Nierenersatztherapie ist die Folge des immens erhöhten kardiovaskulären Letalitäts- und Morbiditätsrisikos.

Immens erhöhtes kardiovaskuläres Letalitäts- und Morbiditätsrisiko.

Auch für nichtdiabetische Dialysepatienten besteht ein in mehreren Studien nachgewiesenes deutlich erhöhtes kardiovaskuläres Risiko.

Fatales Zusammentreffen multipler kardiovaskulärer Risikofaktoren.

Das außerordentlich hohe kardiovaskuläre Risiko für diabetische Patienten ohne zusätzliche Nebenerkrankung ist bereits unstrittig. Alleine das gleichzeitige Vorliegen einer arteriellen Hypertonie und Diabetes führt im Vergleich zu nichtdiabetischen, nichthypertensiven Kontrollpersonen zu einem 4fach erhöhten kardiovaskulären Letalitäts- und Morbiditätsrisiko. Die International Society of Hypertension errechnete eine zu erwartende Wahrscheinlichkeit von 20–30% für das Eintreffen eines kardiovaskulären Ereignisses innerhalb von 10 Jahren nach dem Zusammentreffen von Diabetes und Hypertonie gleich welchen Ausprägungsgrades. Die Gesamtletalität von Typ-1-Diabetikern, die an einer manifesten Nephropathie leiden, ist im Vergleich zu einer nichtdiabetischen Kontrollpopulation bis zu 100fach erhöht.

**Literatur**

Borch-Johnsen K., Andersen P. K., Deckert T.: The effect of proteinuria on relative mortality in type (insulin-dependent) diabetes mellitus. Diabetologia 1985; 28: 590 – 596

Christlieb A. R., Warram J. A., Krolewski A. S. et al.: Hypertension: The major risk factor in juvenile-onset insulin-dependent diabetics. Diabetes 1981; 30 (Suppl. 2): 90 – 96

Epstein M.: Diabetes and hypertension: the bad companions. J. Hypertension. Suppl. 1, 1997; 15 (2): 55 – 62

Friedmann, E.: Dialytic Therapy for the Diabetic ESRD Patient: Comprehensive Care Essentials. In: Seminars in Dialysis. Vol. 10, No. 4 (July – August), 1997: 193 – 202

Hirschl M. M., Heinz G., Sunder-Plassmann G., Derfler K.: Renal Replacement therapy in type 2 diabetic patients: 10 years' experience. Am. J. Kidney Dis. 1992; 20 (6): 564 – 568

Koch M., Kutkuhn B., Grabensee B., Ritz E.: Apolipoprotein A, fibrinogen, age, and history of stroke are predictors of death in dialysed diabetic patients: a prospective study in 412 patients. Nephrol. Dial. Transplantat. 1997; 12 (12): 2603 – 2611

Locatelli F., Del Vecchio L., Manzoni C.: Morbidity and mortality on maintenance hemodialysis. Nephron. 1998; 80 (4): 380 – 400

Marcelli D., Spotti D., Conte F. et al.: Prognosis of diabetic patients on dialysis: analysis of Lombardy Registry data. Nephrol. Dial. Transplantat. 1995; 10 (10): 1895 – 1900

Mogensen C. E.: Diabetesbedingte Nierenschäden. Schwerpunktmal. 1984; 7: 42 – 48

Pommer W.: Primäre Optionen der Nierenersatztherapie für Diabetiker. Med. Klin. 1997; 92 (Suppl. 1): 35 – 39

Ritz E., Lippert J., Keller C: Rapider Anstieg der Zahl niereninsuffizienter Typ-2-Diabetiker. Dtsch. Med. Wschr. 1996; 121: 1247

Rubin J., Case G., Bower J.: Comparison of rehabilitation in patients undergoing home dialysis. Arch. Lat. Med. 150; 1990: 1429 – 1431

WHO-ISH Guidelines Subcommittee. 1999 World Health Organization-International Society of Hypertension Guidelines for the Management of Hypertension. J. Hypertension. 1999; 17 (2): 151 – 183

# 4 Definition und Klassifikation Diabetes mellitus

In Deutschland wurden 1999 die Kriterien für die Diagnose des Diabetes mellitus neu festgelegt, deshalb ist es notwendig, an dieser Stelle noch einmal hierauf einzugehen. Während bislang auf die Klassifikationen und Kriterien der WHO in der letzten Fassung von 1995 eingegangen wurde, kommen nun die Kriterien der American Diabetes Association (ADA) zum Einsatz, wie sie 1997 in Diabetes Care veröffentlicht wurden. Als Indikator für die Diagnose eines Diabetes mellitus gilt nunmehr ein Nüchtern-Blutglukosewert im venösen Plasma von 126 mg/dl. Bei typischen Symptomen (ausgeprägter Durst, Pollakisurie) ist die Diagnose durch eine einzige Blutuntersuchung möglich, wenn in diesen Fällen der Blutglukosespiegel über 200 mg/dl liegt. Der orale Glukosetoleranztest (OGTT) wird nach den ADA-Kriterien als Routineuntersuchung nicht empfohlen. Als Begründung wird eine bessere Reproduzierbarkeit des Nüchtern-Blutglukosewertes angegeben.

Nüchtern-Plasmaglukosewert 126 mg/dl.

Die deutsche Diabetesgesellschaft hat die ADA-Kriterien auf ihrer 34. Jahrestagung im Mai 1999 übernommen. Der Stellenwert des oralen Toleranztestes wurde jedoch kritisch diskutiert. Ein Verzicht auf den oralen Glukosetoleranztest-Routineeinsatz wird vielerorts nicht befürwortet. Der orale Glukosetoleranztest wird als sensibler eingestuft, und sollte daher einen unveränderten Stellenwert in der Diagnostik behalten. Insbesondere zeigte ein Vergleich der neuen ADA-Diagnose-Kriterien mit den alten WHO-Kriterien immer, dass bei einer ausschließlichen Anwendung der neuen Kriterien ohne den routinemäßigen Gebrauch des OGTT eine nicht unerhebliche Anzahl von Diabetikern übersehen werden kann.

## 4.1 Definition

Unter Diabetes mellitus versteht man eine Gruppe von metabolischen Störungen, denen allen gemeinsam eine Hyperglykämie ist, und die aus einer unzureichenden Insulinsekretion und/oder Insulinwirkung resultieren. Die chronische Hyperglykämie ist mit Langzeitschäden an verschiedenen Organen verbunden, insbesondere an Augen, Nieren, Nerven, Herz und Blutgefäßen.

### Neue Kriterien für die Diagnose des Diabetes mellitus

1. Symptome des Diabetes + Plasmaglukose ≥ 200 mg/dl zu irgendeinem Zeitpunkt während des Tages oder
2. Nüchtern-Plasmaglukose ≥ 126 mg/dl (nüchtern ist gleich keine Kalorienzufuhr über mindestens 8 Stunden) oder
3. 2 Stunden Plasmaglukose im OGTT ≥ 200 mg/dl. Testdurchführung nach WHO-Kriterien mit 75 g Glukose.

### Kategorien der Glukosetoleranz

1. Normoglykämie
2. Eingeschränkte Glukosetoleranz (Impaired-Glucose-Tolerance IGT)
3. Pathologische Nüchtern-Blutglukose (Impaired-Fasting-Glucose IFG)
4. Diabetes mellitus

IFG und IGT sind metabolische Zustände, die zwischen einer normalen Glukoseregulation und einer diabetischen Stoffwechselstörung liegen.

### Ätiologische Klassifizierung des Diabetes mellitus

**I. Typ-1-Diabetes**

Zerstörung der β-Zellen, assoziiert mit absolutem Insulinmangel

A. Vermittelt durch einen Autoimmunprozess
B. Idiopathisch

**II. Typ-2-Diabetes**

Insulinresistenz mit relativem Insulinmangel und/oder Sekretionsdefekt mit Insulinresistenz

**III. Andere Diabetesformen**

A. Genetische Defekte der β-Zellfunktion
B. Genetische Defekte der Insulinwirkung
C. Erkrankung des exokrinen Pankreas
D. Endokrinopathien
E. Medikamenteninduziert
F. Infektionskrankheiten
G. Seltene Formen des autoimmunvermittelten Diabetes
H. Andere genetische Syndrome mit Assoziation zum Diabetes

**IV. Gestationsdiabetes**

Alle genannten Formen des Diabetes können in irgendeinem Stadium der Erkrankung eine Insulintherapie notwendig machen. Die Insulinbehandlung als alleiniges Kriterium erlaubt somit keine Klassifikation.

## 4.2 Diabetes mellitus als neu aufgetretene Erkrankung bei dialysepflichtigen Patienten

Von besonderer Bedeutung ist das Problem der Diagnostik eines neu aufgetretenen Diabetes mellitus bei Dialysepatienten. Selbstverständlich kann auch bei Dialysepatienten mit anderen renalen Grundkrankheiten ein Diabetes mellitus als zusätzliche Erkrankung hinzutreten. Bei diesen Patienten ist die Diagnostik deutlich erschwert: Charakteristische klinische Symptome wie Durst, Gewichtsverlust, Müdigkeit und Abgeschlagenheit sind unter dialysepflichtigen Patienten aus anderen Gründen üblich. Das klinische Symptom Polyurie und die gesamte Harndiagnostik entfallen naturgemäß. Da Glukose wasserlöslich ist, wird bei Dialysepatienten 3-mal in der Woche eine mögliche Hyperglykämie während der Behandlungen beseitigt, sodass die Diagnose eines wieder aufgetretenen Typ-2-Diabetes oft monatelang nicht gestellt werden kann, und nur eine unspezifische Verschlechterung des Allgemeinzustandes registriert wird. Aufgrund dieser besonderen Situation sollte in erster Linie auch bei den älter werdenden Patienten daran gedacht werden, ein Diabetes-Screening durchzuführen, da klinische Symptome oft maskiert und bei Dialysepatienten nicht hilfreich sind.

Diagnostik erschwert

Diabetes-Screening

### Literatur

Gomez-Perez, F. J., Aguilar-Salinas C. A., Lopez-Alvarenga J. C., Perez-Jauregi J., Guillen-Pineda L. E, Rull J. A.: Lack of agreement between the World Health Organization Category of impaired glucose tolerance and the American Diabetes Association category of impaired fasting glucose. Diabetes Care. 1998; 21 (11): 1886 – 1888

Harris M. I., Eastman R. C., Cowie C. C., Flegal K. M., Eberhardt M. S.: Comparison of Diabetes Diagnostic Categories in the U. S. population according to 1997 American Diabetes Association and 1980 – 1985 World Health Organization Diagnostic Criteria. Diabetes Care. 1997; 20 (12): 1859 – 1862

Ko G. T., Chan J. C., Woo J., Cockram C. S.: Use of the 1997 American Diabetes Association diagnostic criteria for diabetes in a Hong Kong Chinese Population. Diabetes Care 1998; 21 (12): 2094–2097

The Expert Committee on the Diagnosis and Classification of Diabetes Mellitus: Report of the Expert Committee on the Diagnosis and Classification of Diabetes Mellitus. Diabetes Care 1999; 22 (Suppl. 1)

# 5 Definition, Klassifikation und Verlauf der diabetischen Nephropathie

Es ist notwendig, an dieser Stelle auf die diabetische Nephropathie als Grundkrankheit der dialysepflichtigen Niereninsuffizienz einzugehen. Das Verständnis dieser Erkrankung macht deutlich, dass sowohl die Einleitung der Dialysetherapie als auch die Therapiedurchführung beim diabetischen Patienten grundsätzlich anders verlaufen muss, als bei den übrigen renalen Grundkrankheiten. Die diabetische Nephropathie besteht auch nach Erreichen eines dialysepflichtigen Stadiums fort. Da gerade bei diabetischen Patienten der Ausfall wichtiger Partialfunktionen zu einem frühzeitigen Dialysebeginn führen kann, ist die weitere Therapie der Grundkrankheit auch zu Beginn der Dialysetherapie notwendig, um wichtige Restfunktionen so lange wie möglich zu erhalten.

## 5.1 Definition

Unter der diabetischen Nephropathie versteht man renale Erkrankungen, die als Folge einer chronischen Hyperglykämie im Rahmen einer diabetischen Stoffwechselstörung entstehen. Im engeren Sinne ist hiermit die diabetische **Glomerulosklerose Kimmelstiel-Wilson** gemeint. Im weiteren Sinne gehören hierzu jedoch auch Nierenerkrankungen, die aufgrund erhöhter Infektanfälligkeit oder bei neurologischer Blasenentleerungsstörung im Rahmen der Diabeteserkrankung auftreten können, wie z. B. die Pyelonephritis.

Die Stadieneinteilung der diabetischen Nephropathie erfolgt nach Mogensen in 5 verschiedenen Schweregraden. Tabelle 5.**1** zeigt die Stadienentwicklung und ihre charakteristischen Befunde.

Tab. 5.1 Stadieneinteilung der diabetischen Nephropathie nach Mogensen.

| | Stadium | Diabetes (Jahre) | Morphologie | Proteinurie | GFR | Blutdruck |
|---|---|---|---|---|---|---|
| I | Hyperfunktion, Hypertrophie | 0–2 | Größenzunahme | fakultativ | ↑ | normal |
| II | Läsion ohne „Klinik“ | 2–5 | Verdickung der glomerulären Basalmembran | fakultativ | ↑ | normal |
| III | incipient nephropathy | ca. 5–15 | fortgeschrittene Schäden | beginnende Mikroalbuminurie | ↑ | diastolische Hypertonie |
| IV | klinische Nephropathie | ca. 10–25 | Glomerulosklerose | Makroproteinurie | ↓ | erhöht |
| V | endständiges Nierenversagen | ca. 15–30 | komplette glomeruläre Vernarbung | abnehmende Proteinurie | ↓ | erhöht |

## 5.1 Diagnose einer beginnenden diabetischen Nephropathie

Persistierende Mikroalbuminurie.

Die persistierende Mikroalbuminurie gibt den entscheidenden Hinweis auf das Vorliegen einer diabetischen Nephropathie. Die Diagnose muss gestellt werden, wenn mindestens zwei Albuminausscheidungsraten von 30–300 mg/24 h nachgewiesen werden, gemessen im Abstand von 2–4 Wochen (Stadium III nach Mogensen). Eine klinisch manifeste diabetische Nephropathie liegt vor, wenn die Albuminausscheidung mehr als 300 mg/24 h beträgt (Stadium IV nach Mogensen). Das Serumkreatinin ist dabei noch lange Zeit normal. Somit gilt für die Diagnostik der diabetischen Nephropathie, dass die Bestimmung von Serumkreatinin und Proteinurie als Erstdiagnose unzureichend ist, weil sie zu spät erfolgt.

Klinischer Nachweis ab Stadium III nach Mogensen.

Die diabetische Nephropathie ist bei Patienten mit Typ-1-Diabetes-mellitus dann als wahrscheinlich anzusehen, wenn der Diabetes mellitus mindestens schon 5 Jahre besteht und eine Albuminkonzentration zwischen 20 und 200 mg/l im Morgenurin gemessen wurde. Ein Harnwegsinfekt muss zuvor ausgeschlossen werden. Die Mikroalbuminurie kann quantitativ bestimmt werden (RIA, ELISA, Nephelometrie). Für Suchtests sind semiquantitative Bestimmungen mit Schnellbestimmungsverfahren ausreichend (Rapitex-Albumin, Mikrobumin-Test). Da körperliche Aktivität die Albuminausscheidung erhöhen kann, ist die Bestimmung des Morgenurins sinnvoll.

Die Zusammenhänge zwischen den pathophysiologischen Veränderungen und der klinischen Symptomatik und Diagnostik zeigt Abb. 5.**1**.

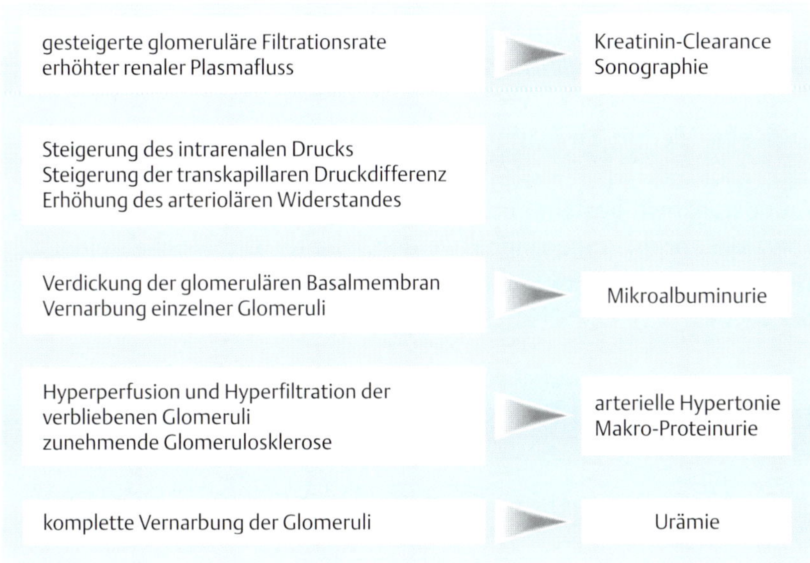


Abb. 5.**1** Pathophysiologie, Symptome und Diagnostik der diabetischen Nephropathie (nach Held, 1990).

## 5.2 Differenzialdiagnostik

Während die Diagnostik der diabetischen Nephropathie aufgrund des Fehlens einer klinischen Symptomatik oft erschwert ist und zu spät erfolgt, ist die Differenzialdiagnostik nach dem Nachweis pathologischer renaler Parameter bei diabetischen Patienten einfach: Eine mehrjährige Diabetesdauer bei Typ-1-Diabetikern, ein Nachweis einer Albuminausscheidung und das Vorliegen einer diabetischen Retinopathie erlauben in fast allen Fällen die Diagnose einer diabetischen Nephropathie. Weitere diagnostische Nachweise sind in der Regel nicht notwendig bzw. aufgrund des damit verbundenen Risikos kontraindiziert. In erster Linie sollten unbedingt Kontrastmitteldarstellungen der Niere bei diabetischen Patienten vermieden werden, da Kontrastmittel nephrotoxisch sind. Ein i.v. Pyelogramm führt bei bestehender diabetischer Nephropathie fast immer zu einer weiteren, meist irreversiblen Verschlechterung der Nierenerkrankung. Die Indikation sollte hierfür, wie für alle anderen Kontrastmittelgaben bei diabetischen Patienten sehr sorgfältig und nach Möglichkeit nach Rücksprache mit einem Nephrologen gestellt werden. Bei zwingender Notwendigkeit einer solchen Untersuchung kann durch prophylaktische Maßnahmen eine Zunahme des Nierenschadens be-

Cave: Kontrastmitteldarstellungen unbedingt vermeiden.

grenzt werden. Zu den Maßnahmen zählen ausreichende Wässerung des Patienten vor der Kontrastmitteluntersuchung, Absetzen der diuretischen Therapie, Absetzen eines ACE-Hemmers, ggf. auch die Behandlung mit Theophyllin. Auch die einmalige, **unmittelbar** nach Kontrastmittelexposition durchgeführte Dialysebehandlung wird zur Vermeidung einer Progression des Schadens diskutiert.

Nierenbiopsie nur in Ausnahmefällen.

Auch eine Nierenbiopsie ist nur in Ausnahmefällen notwendig. Sie ist nur dann indiziert, wenn zusätzlich der Verdacht auf eine weitere renale Grundkrankheit besteht, die möglicherweise mit einem zusätzlichen Therapiekonzept angegangen werden könnte. Die Möglichkeiten der Diagnostik und Differenzialdiagnostik geben die Abbildungen 5.**2** und 5.**3** wieder.

Abb. 5.**2** Diagnostische Anhaltspunkte für eine diabetische Nephropathie.

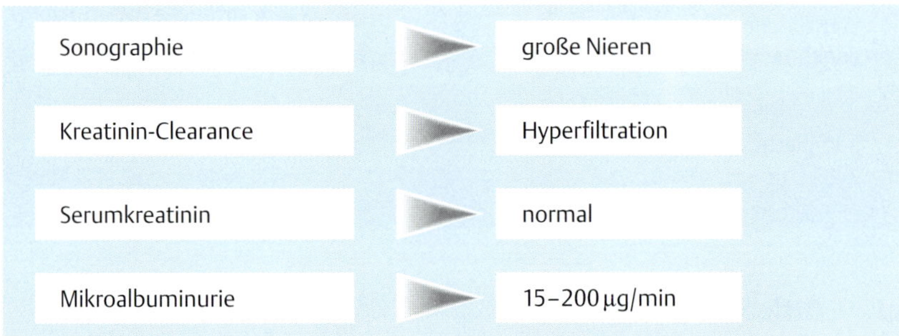


Abb. 5.**3** Differenzialdiagnostik der diabetischen Nephropathie.

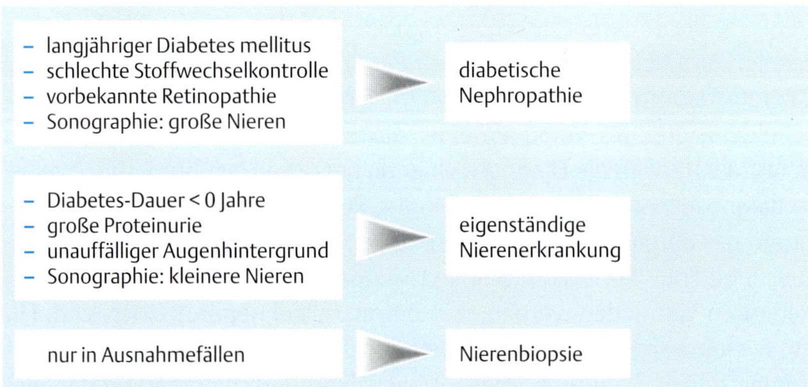

Den typischen Verlauf der diabetischen Nephropathie zeigen die Abbildungen 5.**4** und 5.**5**. Hasslacher konnte bereits 1989 nachweisen, dass dabei der klinische Verlauf der diabetischen Nephropathie bei Typ-1- und Typ-2-Diabetes sehr ähnlich ist. Etwa 5 – 15 Jahre nach der Erstdiagnose kommt es zu einer renalen Beteiligung. Die Prävalenz des Nierenversagens steigt nach der Diagnostik der Proteinurie bereits frühzeitig an. Die Hälfte der Patienten sind bereits nach 4 – 5 Jahren dialysepflichtig. Einschränkend sei darauf hingewiesen, dass bei Typ-2-Diabetes eine Erhöhung der Eiweißausscheidung häufig schon bei Diabetesmanifestation vorliegt. Das liegt daran, dass die Diagnose des Typ-2-Diabetes oft erst spät, d. h. in einem Stadium erfolgt, in dem bereits Spätkomplikationen vorliegen. Darüber hinaus gibt es aber auch Störfaktoren wie Herzinsuffizienz und Hypertonie, die auch Ursache einer erhöhten Eiweißausscheidung darstellen können, und in diesem Punkt nicht als spezifisch für eine

Die Hälfte der Patienten ist bereits 4 – 5 Jahre nach Beginn der Proteinurie dialysepflichtig.

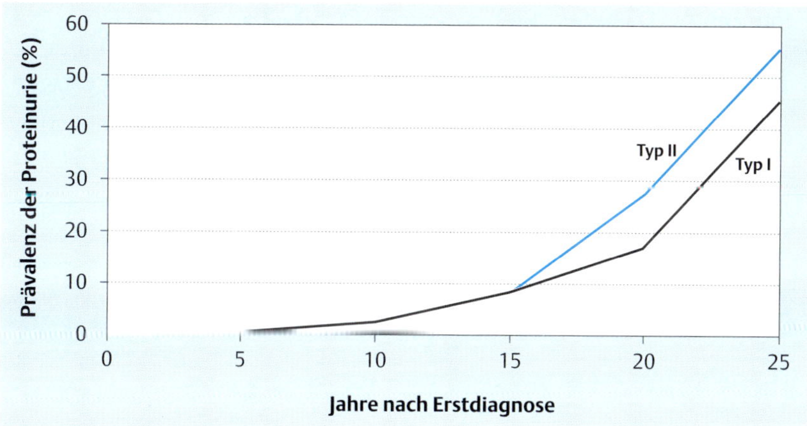


Abb. 5.**4** Prävalenz der Proteinurie bei diabetischer Nephropathie (nach Hasslacher et al., 1989).

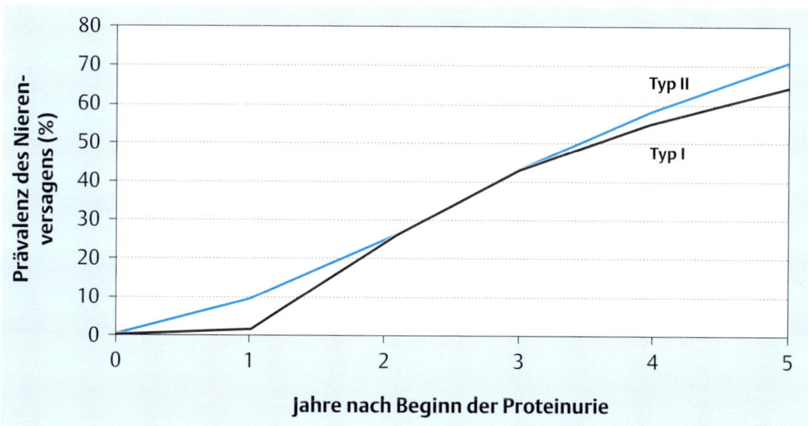


Abb. 5.**5** Prävalenz des Nierenversagens bei diabetischer Nephropathie (nach Hasslacher et al., 1989).

beginnende Nephropathie gelten. Auch hier gilt jedoch der klinische Grundsatz: Findet sich bei einer augenfachärztlichen Untersuchung eine diabetische Retinopathie, so ist eine beginnende diabetische Nephropathie bei Vorliegen einer Proteinurie wahrscheinlich.

### Literatur

Hasslacher C.: Frühdiagnose der diabetischen Nephropathie. Deutsches Ärzteblatt 96 (1 – 2): A51 – 53

Mogensen C. E.: Mikroalbuminuria, blood pressure and diabetic renal disease: origin and development of ideas. Diabetologia 1999; 42: 263 – 285

Mogensen C. E., Christensen C. K., Vittinghus E.: The stages in diabetic renal disease. With emphasis on the stage of incipient diabetic nephropathy. Diabetes 1983; 32 (Suppl. 2): 64 – 78

The Hypertension in Diabetes Study Group. Hypertension in diabetes study (HDS): I. Prevalence of hypertension in newly presenting type 2 diabetic patients and the association with risk factors for cardiovascular and diabetic complications. J. Hypertens. 1993: 11: 319 – 325

# 6 Interventionsmöglichkeiten bei diabetischer Nephropathie/ Bedeutung der arteriellen Hypertonie

## 6.1 Die klassischen Säulen der Therapie der diabetischen Nephropathie

Diese lauten in vielen Lehrbüchern wie folgt:

I. Nahe-normoglykämische Stoffwechseleinstellung durch intensivierte Diabetestherapie.
II. Antihypertensive Therapie.
III. Eiweißreduzierte Diät.

Der III. Punkt dieser klassischen Trias wird heute anhand der aktuellen Literatur kritisch diskutiert. Die Ursachen dafür sind vielschichtig:

Generell wird zur Prävention einer diabetischen Nephropathie eine Begrenzung der Eiweißzufuhr auf unter 1 g/kg Körpergewicht und Tag empfohlen. Unter der üblichen Eiweißaufnahme in Deutschland, die im Durchschnitt bei 1,4 – 1,5 g/kg und Tag beträgt, würde dies bedeuten, dass das normale Essverhalten der bundesdeutschen Bevölkerung geändert werden muss.

Einige Literaturstellen weisen darauf hin, dass durch eine Verringerung der Eiweißzufuhr das Fortschreiten der diabetischen Nephropathie verzögert werden kann. Dieser nephroprotektische Effekt ist jedoch wesentlich geringer als z. B. derjenige, der durch die Normalisierung der Blutdruckwerte oder durch die gute Diabeteseinstellung erreicht werden kann.

Der Effekt ist also per se eher gering, birgt aber das Risiko, eine Malnutrition bei Niereninsuffizienz in Kauf nehmen zu müssen. Bei einem nicht eindeutig nachvollziehbaren Nutzen der Eiweißrestriktion ist zumindest in fortgeschrittenen Nephropathiestadien in Anbetracht eines Katabolierisikos Zurückhaltung angesagt. Bei höhergradiger dekompensierender Niereninsuffizienz ist eine weitere Reduktion der Eiweißzufuhr auf 0,6 – 0,8 g/kg Körpergewicht und Tag beschrieben. Tatsächlich kann man dadurch den Eintritt in ein dialysepflichtiges Stadium verzögern.

Verringerung der exogenen Eiweißzufuhr
↓
Einschmelzung der körpereigenen Eiweißreserve
↓
körperlicher Verfall

Durch die Verringerung der exogenen Eiweißzufuhr kommt es aber in vielen Fällen zu einer Einschmelzung der körpereigenen Eiweißreserven, was sich eindrucksvoll an dem körperlichen Verfall vieler Patienten mit fortgeschrittener Niereninsuffizienz nachvollziehen lässt. In der amerikanischen Literatur wird dies auch als das „syndrome of the shrinking man" bezeichnet. Dieses Syndrom wurde häufig während der Gründerzeit der chronischen Hämodialysetherapie beobachtet, als Dialyseplätze noch nicht in ausreichender Zahl zur Verfügung standen und durch solche Maßnahmen ein Dialysebeginn herausgezögert wurde. Die damals unvermeidbaren körperlichen Folgen für die Patienten werden mit für die hohe Mortalität verantwortlich gemacht. Aus heutiger Sicht ist es nicht länger zu vertreten, dass Hochrisikopatienten wie dialysebedürftige Diabetiker durch überholte Diätschemata weitere Schäden erleiden. Heutzutage stehen in Deutschland ausreichend Dialyseplätze zur Verfügung, sodass das Hinauszögern einer lebenserhaltenden und lebensverbessernden Therapie aus dieser Sicht heraus sicherlich nicht mehr indiziert ist.

Auch bei der weniger ausgeprägten Niereninsuffizienz scheint die Eiweißrestriktion bei diabetischer Nephropathie nicht unumstritten zu sein. Niereninsuffiziente diabetische Patienten müssen ihre Ernährung nach vielen Gesichtspunkten gestalten. Zunächst müssen sie aufgrund der diabetischen Stoffwechsellage

- **kohlenhydratbilanzierte Mahlzeiten**
  zu sich nehmen. In den meisten Fällen besteht aufgrund des Diabetes oder eines inzwischen manifesten nephrotischen Syndroms eine Fettstoffwechselstörung, die eine
- **fettarme Kost**
  erforderlich macht. Bei etwas weiter fortgeschrittener Niereninsuffizienz muss auf die Phosphatzufuhr geachtet werden, es ist somit eine
- **phosphatarme Kost**
  erforderlich. Ferner muss gegebenenfalls die Flüssigkeitszufuhr begrenzt werden, das bedeutet, dass eine
- **Reduktion der Trinkmenge**
  zu erfolgen hat.

Hyperkaliämie und Lungenödem durch Diätfehler.

Von besonderer Bedeutung ist eine verantwortungsvolle Kaliumaufnahme. Die Hyperkaliämie ist nach wie vor zusammen mit dem Lungenödem die häufigste vermeidbare und durch Diätfehler hervorgerufene Komplikation des niereninsuffizienten Patienten.

Es muss somit eine

- **kaliumarme Kost** eingehalten werden.

Aufgrund der meist vorliegenden arteriellen Hypertonie wird zudem eine

- **natriumarme Kost** empfohlen.

Beim diabetischen Patienten, der an einer Niereninsuffizienz leidet, entsteht somit eine ganz neue Prioritätenliste seiner Nahrungsaufnahme und damit seiner Lebensqualität. Kaliumphosphataufnahme und Flüssigkeitszufuhr werden mit Abnahme der Nierenfunktion zunehmend bedeutsamer, die bekannten Ernährungsprobleme bei Diabetes mellitus und Fettstoffwechselstörung bleiben bestehen. In dieser Situation erscheint eine weitere Restriktion und Bilanzierung der Nahrungsaufnahme für den Patienten fast nicht mehr durchführbar. Auch unter diesem Aspekt sollte der Therapievorschlag „Eiweißrestriktion“ individuell bei jedem Patienten gründlich überdacht werden.

Unter Berücksichtigung dieser Argumente erscheint uns hier die Trias der Interventionsmöglichkeiten bei diabetischer Nephropathie heute wie folgt:

I. normoglykämische Stoffwechseleinstellung durch intensivierte Diabetestherapie,
II. antihypertensive Therapie,
III. Vermeidung nephrotoxischer Einflüsse und kardiovaskulärer Risikofaktoren (s. Kap. 6.4).

## 6.2 Normoglykämische Stoffwechseleinstellung durch intensivierte Diabetestherapie

Parving konnte bereits 1984 den unterschiedlichen Einfluss der diabetischen Stoffwechseleinstellung auf die Güte der Nierenfunktion bei Patienten mit diabetischer Nephropathie nachweisen: Eine schlechte Diabeteseinstellung führte zu einer Erhöhung der Albuminausscheidung um 125% und zu einer Erhöhung der glomerulären Filtrationsrate, während im Vergleich dazu eine gute Diabeteseinstellung mit einer normalen Albuminausscheidung und einer normalen glomerulären Filtrationsrate korrelierte.

In der Diabetes Control and Complications Trial (DCCT) wurde an über 700 Patienten mit Typ-1-Diabetes der Effekt einer intensivierten Stoffwechseleinstellung über mehr als 6 Jahre beobachtet. Als Vergleichsgruppe dienten über 700 Patienten mit Typ-1-Diabetes, die mit einer konventionellen Diabetestherapie behandelt worden waren. Es zeigte sich in der Gruppe mit der intensivierten Therapie eine Anzahl schwerer Hypoglykämien in Höhe von 0,6%/Jahr im Vergleich zu 0,19%/Jahr unter konventioneller Therapie. Es konnte jedoch nachgewiesen werden, dass durch die intensivierte Stoffwechseleinstellung die Progression der Albuminurie deutlich verzögert werden konnte. Eine nahe-normoglykämische Einstellung kann somit eine Progression der diabetischen Nephropathie verringern. Die Ergebnisse der DCCT-Studie sind in der Abbildung 6.**1** und in der Tabelle 6.**1** noch einmal zusammengefasst.

Nahe-normoglykämische Einstellung!

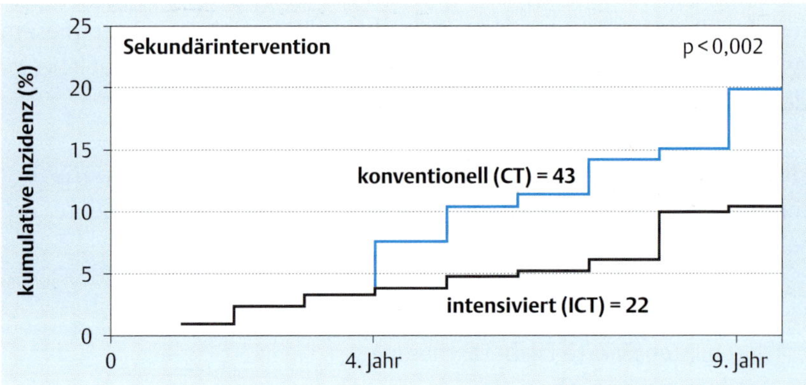


Abb. 6.**1** Auswirkung unterschiedlicher Therapien auf die Progression der Albuminurie (DCCT, 1995).

Tab. 6.**1** Diabetes Control and Complications Trial: Ergebnisse (1995).

- intensivierte Insulintherapie reduziert das Auftreten einer Mikroalbuminurie um 39%
- auch eine klinisch manifeste Albuminurie kann unter intensivierter Insulintherapie verdrängt werden
- die Überlegenheit der intensivierten Insulintherapie stellt sich frühestens nach 2–5 Jahren Therapiedauer dar

Auch aus den Daten der United Kingdom Prospective Diabetes Study (UKPDS) geht eindeutig der günstige Effekt einer guten Stoffwechseleinstellung auf die Entwicklung diabetischer Komplikationen hervor. Bei dieser Studie handelt es sich um die größte prospektive Untersuchung an Typ-2-Diabetikern (Tab. 6.**2** und 6.**3**).

Tab. 6.**2** United Kingdom Prospective Diabetes Study (UKPDS): Studienkonzept.

- 4200 Patienten mit Typ-2-Diabetes; mittlere Beobachtungsdauer: 10 Jahre
- längste Therapiestudie zum Typ-2-Diabetes
- vorgestellt auf europäischem Diabetes-Kongress in Barcelona 1998
- publiziert in Lancet 1998; 352 und Brit. Med. J. 1998; 317

Tab. 6.**3** UKPDS: Wichtige Ergebnisse.

| | | |
|---|---|---|
| **Eine gute Diabetes-Einstellung ($HbA_{1c}$ 7,0 vs. 7,9%) vermindert das Risiko** | | |
| – diabetesbezogene Endpunkte | 12% | $p = 0{,}03$ |
| – mikrovaskuläre Folgeschäden | 25% | $p = 0{,}01$ |
| – Myokardinfarkt | 16% | $p = 0{,}052$ |
| **Eine strenge Blutdruckeinstellung (144/82 vs. 154/87 mm Hg) vermindert das Risiko** | | |
| – diabetesbezogene Endpunkte | 24% | $p = 0{,}005$ |
| – mikrovaskuläre Folgeschäden | 37% | $p = 0{,}009$ |
| – Apoplexie | 44% | $p = 0{,}013$ |

## $HbA_{1c}$-Zielwerte

Generell bleibt festzuhalten, dass es einen ausgesprochenen Schwellenwert für $HbA_{1c}$, unterhalb dessen keine weitere Risikominderung zu beobachten ist, nicht gibt. Eine Absenkung des $HbA_{1c}$-Wertes ist mit einer weiteren Verringerung des Risikos diabetischer Spätkomplikationen verbunden. Kontraindikationen für eine weitere Absenkung dieses Wertes sind Auftreten hypoglykämischer Krisen, insbesondere bei Patienten mit einer gestörten Wahrnehmung von Hypoglykämiesymptomen. Eine Senkung des $HbA_{1c}$-Wertes unter 7% ist auf jeden Fall vorteilhaft und sollte angestrebt werden, wenn dies toleriert wird.

$HbA_{1c} < 7\%$ anstreben.

## 6.3 Antihypertensive Therapie

Die Deutsche Liga zur Bekämpfung des hohen Blutdrucks hat gemeinsam mit der Deutschen Diabetes-Gesellschaft und der Gesellschaft für Nephrologie Leitlinien zur Behandlung der arteriellen Hypertonie bei Diabetes mellitus veröffentlicht. Bei diesen Leitlinien wird davon ausgegangen, dass die Medikamentenauswahl nicht schematisch, sondern individuell erfolgt.

Dabei werden neben Diabetestyp auch Alter des Patienten und bereits manifestierte weitere Komplikationen berücksichtigt.

Blutdruckeinstellung mindestens ebenso wichtig wie Diabeteseinstellung.

**Zielblutdruckwerte:** Die Daten der UKPDS-Studie (Tab. 6.**3**) zeigen deutlich, dass Patienten mit einer bereits manifestierten diabetischen Nephropathie von einer Blutdrucksenkung mehr profitieren als von einer guten Diabetes-Stoffwechseleinstellung. Dies soll keinesfalls die Notwendigkeit einer guten Diabetes-Stoffwechseleinstellung relativieren, macht aber deutlich, welch hoher Stellenwert der Blutdrucktherapie bei Patienten mit diabetischer Nephropathie einzuräumen ist. Auch die HOT-Studie zeigte, dass bei diabetischen Patienten die Häufigkeit schwerer kardiovaskulärer Ereignisse in einer Gruppe mit strengster Blutdruckeinstellung am geringsten ist. In dieser Studie wurden Patienten mit einem mittleren diastolischen Ausgangsblutdruck von 105 mmHg untersucht und 3 verschiedenen Zielblutdruckwerten zugeordnet. In der Zielgruppe unter 90 mm Hg war im Vergleich zur Zielblutdruckgruppe unter 80 mm Hg die kardiovaskuläre Letalität um das 3fache gesteigert. Es gab keine Hinweise dafür, dass eine zu aggressive Blutdrucksenkung zu einer Steigerung der kardiovaskulären Letalität führen könnte. Es gilt daher für diabetische Patienten: der Blutdruck sollte zuverlässig unter **135/85 mm Hg** liegen und es sollte eine normale Albuminausscheidungsrate vorliegen. Liegt bereits eine pathologische Albuminausscheidung vor, sollte der Blutdruck nach Möglichkeit **130/80 mm Hg** nicht überschreiten. Diese Empfehlungen der Konsensuskonferenz der European Dialysis Policy Group folgen damit auch weitgehend der Stellungnahme der American Diabetes Association. Die International Kidney Foundation fordert darüber hinaus bei Diabetikern mit manifester Nephropathie einen Blutdruckwert von < 125/75 mm Hg.

Zielblutdruck ohne Albuminausscheidung < 135/85 mm Hg, sonst 130/80 mm Hg.

Grundsätzlich bleibt zur medikamentösen Therapie Folgendes festzuhalten:

Aufgrund eines gesicherten spezifischen nephroprotektiven Effektes gilt mittlerweise als erwiesen, dass die antihypertensive Therapie insbesondere bei jungen Typ-1-Diabetikern mit ACE-Hemmern begonnen werden soll.

Bei notwendigen Kombinationstherapien kann zusätzlich mit Diuretika behandelt werden, da sie die Wirksamkeit des ACE-Hemmers steigern. Auf die Besonderheiten einer solchen Kombination bei bereits manifester Niereninsuffizienz wird später noch eingegangen.

Weiterhin kommen β-1-selektive β-Blocker in Frage und Kalziumantagonisten. Kalziumantagonisten sind als initiale Monotherapie für den Typ-1- und Typ-2-Diabetiker nach der derzeitigen Datenlage nicht zu empfehlen.

! Diese oben genannten Regeln gelten für diabetische Patienten ohne Nephropathie oder mit beginnender Nephropathie. Für Patienten mit bereits manifestierter Niereninsuffizienz ist in jedem Stadium vor Dialysebedürftigkeit eine besondere Vorsicht notwendig.

Folgende **Besonderheiten** der medikamentösen Hochdrucktherapie bei Diabetes mellitus und Niereninsuffizienz müssen berücksichtigt werden:

Vor Einsatz eines **ACE-Hemmers** muss bei bereits bestehendem Nierenschaden eine Nierenarterienstenose ausgeschlossen werden. Dies ist beispielsweise nichtinvasiv mit einem Captopril-Test möglich. Bei dieser Testanordnung wird der Patient zunächst eine Stunde liegend immobilisiert. Nach einer basalen Blutabnahme erfolgt dann eine orale Medikation mit Captopril (25 mg). Nach einer weiteren Stunde Immobilisation erfolgt erneut eine Blutabnahme. Ein Reninanstieg auf mehr als das Doppelte des Ausgangswertes gibt einen deutlichen Hinweis auf das mögliche Vorliegen einer Nierenarterienstenose. Mittels einer Farbdoppleruntersuchung kann anschließend wiederum nichtinvasiv ausgeschlossen werden, ob eine hämodynamisch-wirksame Nierenarterienstenose vorliegt.

Nierenarterienstenose ausschließen.

Es kann somit mit einfachen Mitteln ohne Kontrastmittelexpositionen eine wichtige Kontraindikation ausgeschlossen werden. Die Voraussetzungen für die Durchführung des Captopril-Testes sind ebenfalls einfach: Der Patient darf nicht mit Diuretika oder ACE-Hemmern vorbehandelt sein bzw. muss zuvor eine 6-wöchige Therapiepause mit diesen Medikamenten einlegen.

Achtung: Möglicher Kreatinin-Anstieg und Kalium-Retention.

Bei stärker eingeschränkter Nierenfunktion kann die Gabe eines ACE-Hemmers zu einem Kreatininanstieg und zu einer Kaliumretention führen. Dies bedeutet, dass auch nach Ausschluss einer Nierenarterienstenose bei diabetischen Patienten mit eingeschränkter Nierenfunktion nach Ansetzen einer ACE-Hemmer-Medikation eine sorgfältige Überwachung erfolgen muss, um ggf. eine Beeinträchtigung dieser Parameter frühzeitig erkennen zu können.

Auch bei Patienten mit bereits dialysepflichtiger Niereninsuffizienz ist die ACE-Hemmer-Therapie nicht unproblematisch. Im Zusammenhang mit unterschiedlichen Dialysatoren-Membrantypen wurden schwere anaphylaktoide Reaktionen gemeldet. In diesem Zusammenhang ist insbesondere die Membran des Dialysators AN69 zu nennen. Durch die negativ geladene Oberfläche dieses Filters kommt es im Zusammenhang mit der Gabe eines ACE-Hemmers auch zu einer Hemmung der dem Angiotensin Converting Enzyme ähnlichen Bradykininase, sodass eine ungebremst ablaufende gegebenenfalls lebensbedrohliche anaphylaktoide Reaktion entstehen kann. Dies ist insofern von Bedeutung, da diabetische Patienten oft sehr spät zur Dialysebehandlung überwiesen werden und aus der Situation heraus ohne vorherige Umstellung der Medikation eine Dialysebehandlung indiziert ist und somit Zwischenfälle der oben beschriebenen Art möglich sind.

Achtung: lebensbedrohliche Hyperkaliämien.

Auch die Kombinationsbehandlung mit **Diuretika** ist nicht unproblematisch. Es bleibt unbedingt zu berücksichtigen, dass bei eingeschränkter Niereninsuffizienz Diuretika vom Thiazid-Typ oder kaliumsparender Diuretika insbesondere in Kombination mit ACE-Hemmern zu lebensbedrohlichen Hyperkaliämien führen können. Sie sind daher kontraindiziert.

Cave: Hypoglykämien

**β-Blocker** haben sich – gerade auch bei Diabetikern – zur Sekundärprophylaxe von Myokardinfarkten bewährt. Sie sind daher neben ihrer Indikation als Antihypertensivum auch zur Rezidivprophylaxe notwendig und sinnvoll. Unter β-Blockade können jedoch dosisabhängig Hypoglykämie-Warnsymptome verschleiert werden. Es sollten daher bevorzugt β-1-selektive Substanzen eingesetzt werden, da die Glukosefreisetzung bei Hypoglykämien über β-2-Rezeptoren gesteuert wird.

**AT1-Rezeptor-Antagonisten:** Hierbei handelt es sich um eine relativ neue Substanzklasse. Ihre antihypertensive Wirksamkeit ist mit denen der ACE-Hemmer vergleichbar. Aufgrund der relativ kurzen Beobachtungszeit liegen noch keine Daten zur Letalität vor und zu Endpunkten wie Nephroprotektion. In der ELITE-Studie wurde der Effekt des AT1-Rezeptor-Antagonisten Lorsatan mit demjenigen des ACE-Hemmers Captopril verglichen. Bezüglich der Herzinsuffizienz zeigte sich kein signifikanter Unterschied zwischen beiden Substanzen. Ein vermuteter überlegener Effekt des AT1-Rezeptor-Antagonisten gegenüber dem ACE-Hemmer konnte in der ELITE-2-Studie nicht bestätigt werden.

**Zentral wirksame Substanzen und postsynaptische α-1-Blocker:** Insbesondere bei Patienten mit fortgeschrittener Niereninsuffizienz sollte eine Kombinationstherapie mit solchen Substanzen erfolgen. Es lässt sich hierunter in vielen Fällen eine noch weitere, notwendige Blutdrucksenkung erzielen, die Nebenwirkungsrate ist jedoch beträchtlich. Insbesondere bei Patienten mit diabetischer Neuropathie wird häufig eine Orthostase beobachtet.

Weitere Blutdrucksenkung.

Cave: Nebenwirkungen.

Den unterschiedlichen Effekt auf Reduktion der Proteinurie bei diabetischer Nephropathie und arterieller Hypertonie unter verschiedenen Antihypertensiva ist am Beispiel der Bakris-Studie (Abb. 6.**2**) dokumentiert.

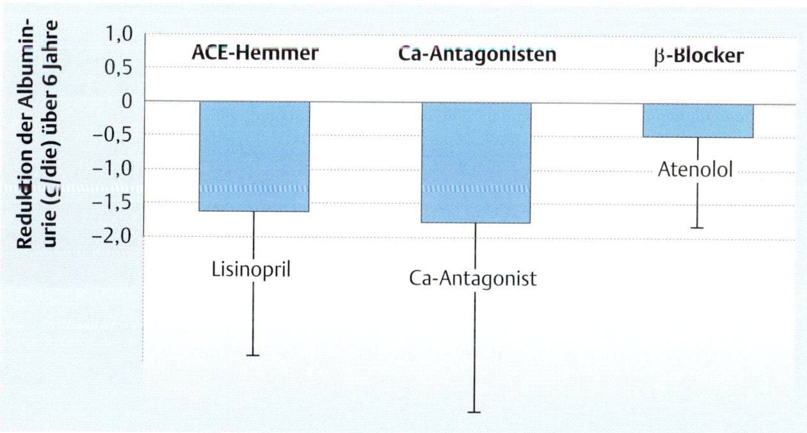


Abb. 6.**2** Einfluss unterschiedlicher Antihypertensiva auf die Reduktion der Proteinurie (nach Bakris, 1996).

Im Zusammenhang mit der ACE-Hemmer-Therapie sind neue Aspekte zum ACE-Gen-Polymorphismus von Bedeutung. Die Differenzierung der drei ACE-Genotypen (I = Insertion, D = Deletion) führte zur Identifikation der Genotypen ACE-II, ACE-ID, ACE-DD. Jacobsen und Parving konnten nachweisen, dass Patienten mit Genotyp ACE-II einen deutlichen Blutdruckabfall und eine Reduktion der Albuminurie unter ACE-Hemmer-Therapie aufwiesen. Patienten mit dem Genotyp ACE-DD hatten demgegenüber eine geringere Reduktion der Albuminurie und einen weitaus geringeren Abfall des mittleren arteriellen Druckes aufzuweisen (Tab. 6.**4**).

Dies bedeutet, dass der ACE-II-Genotyp häufiger einen deutlichen renoprotektiven Effekt durch ACE-Hemmer-Therapie im Vergleich zu den anderen Genotypen eröffnet. Unabhängig von der Blutdrucksenkung profitieren Patienten mit diesem Genotyp am meisten durch die Reduktion der Albuminurie.

Tab. 6.**4** Bedeutung des ACE-Gen-Polymorphismus für die antihypertensive Therapie und die Entstehung der diabetischen Nephropathie unter ACE-Hemmer-Therapie (nach Jacobsen, Parving et al., 1998).

| Genotyp | Patientenzahl | Abfall des mittleren arteriellen RR (mm Hg) | Reduktion der Albuminurie | Anstieg des Serumkreatinins (%) |
|---|---|---|---|---|
| ACE-II | 13 | $12 \pm 7$ | 61 | 8 (4–12) |
| ACE-ID | 26 | $5 \pm 7$ | 22 | 9 (3–16) |
| ACE-DD | 21 | $8 \pm 9$ | 31 | 8 (0–16) |

## 6.4 Vermeidung nephrotoxischer Einflüsse und kardiovaskulärer Risikofaktoren

Kontrastmittel

Wie bereits eingangs erwähnt, stellt die Kontrastmittelexposition des niereninsuffizienten Diabetikers ein großes Gefahrenpotenzial dar. Es ist in diesem Fall besonders wichtig, die Patienten hierüber aufzuklären, dass eine Kontrastmittelgabe eine irreversible weitere Nierenschädigung zur Folge haben kann. Noch immer werden ohne seriöse Maßnahmen der Nephroprotektion Kontrastmitteluntersuchungen an Diabetikern vorgenommen, denen auch im Nachhinein nur eine eher zweitrangige Indikationsgrundlage zugebilligt werden kann. Eine weitere Aufklärung über diesen Zusammenhang ist unbedingt notwendig.

Rauchen

Von besonderer Bedeutung ist auch der negative Einfluss des Rauchens bei Patienten mit diabetischer Nephropathie. Der Anteil der Raucher ist unter Diabetikern gleich hoch wie unter Nicht-Diabetikern. Rauchen potenziert das ohnehin schon immens hohe kardiovaskuläre Risiko diabetischer Patienten mit Niereninsuffizienz.

Zusammenfassend bleibt zur diabetischen Nephropathie als Grundkrankheit des terminalen Nierenversagens bei diabetischen Patienten festzuhalten:

1. Die diabetische Nephropathie im engeren Sinne ist eine glomeruläre Erkrankung, die 10–15 Jahre nach Beginn des Diabetes eindeutig

symptomatisch wird. Eine frühzeitige Diagnostik und die rechtzeitige Einleitung präventiver Maßnahmen ist erforderlich.

2. Die Genese der Erkrankung ist teilweise geklärt. Intrarenale Druckerhöhungen, konsekutive Hyperperfusionen und Hyperfiltrationen führen initial zur Verdickung der glomerulären Basalmembran, im Verlauf zur Sklerose und Vernarbung der Glomeruli. Glykolisierte Albumine üben bei Permeation durch die glomerulären Kapillaren einen direkten toxischen und wachstumsstimulierenden Effekt auf glomeruläre Strukturen aus.
3. Einen zusätzlichen dilativen Effekt übt Angiotensin II aus, das ebenfalls durch seine hämodynamische Wirkung zur systemischen und glomerulären Hypertension führt und das Wachstum glomerulärer Zellen fördert. Dies ist ein Ansatz für die Effektivität der ACE-Hemmer und ggf. auch für die $\alpha$-1-Rezeptoren-Antagonisten.
4. Interventionsmöglichkeiten zur Verlangsamung der Progression der Erkrankung ergeben sich bis zum Stadium IV nach Mogensen. Entscheidend ist eine nahezu normoglykämische Stoffwechseleinstellung und das Erreichen strikt normotoner Blutdruckverhältnisse. So bleiben weiterhin die ACE-Hemmer als eigenständig renoprotektive und antihypertensiv wirksame Substanzen Mittel der ersten Wahl. Die Rolle des ACE-Gen-Polymorphismus muss weiter erforscht werden; siehe Tab. 6.**4**.
5. Im Rahmen einer manifestierten Niereninsuffizienz bei diabetischer Nephropathie sind Kontraindikationen für verschiedene Antihypertensiva und schädliche Nebenwirkungen unbedingt zu beachten. In vielen Fällen ist eine Änderung der Therapiestrategie notwendig. Gleiches gilt nach Erreichen eines dialysepflichtigen Stadiums.

## Literatur

American Diabetes Association. Nutrition recommendations and principles for people with diabetes mellitus. Diabetes Care 1994; 17: 519 – 522

American Diabetes Association. ADA consensus statement. Treatment of hypertension in diabetes. Diabetes Care 1996; 19: 107 – 113

Ciavarella A., Di Mizio G., Stefoni S., Borgnino L. C., Vannini P.: Reduced albuminuria after dietary protein restriction in insulin-dependent diabetic patients with clinical nephropathy. Diabetes Care 1987; 10: 407 – 413

Dullaart R. P. F., Beusekamp B. J., Meijer S., van Doormaal J. J.: Long-term renal effects of protein-restricted diet in type 1 (insulin-dependent) diabetic patients without clinical nephropathy and hypertension. Diabetologia 1992; 35 (Suppl. 1): A 148 (Abstract)

Gansevoort R. T., Sluiter W. J., Hemmelder M. H., de Zeeuw D., de Jong P. E.: Antiproteinuria effect of blood-pressure-lowering agents: a meta analysis of comparative trials. Nephrolog. Dial. Transplant 1995; 10: 1963 – 1974

Gundersen T., Kjekshus J.: Timolol treatment after myocardial infarction in diabetic patients. Diabetes Care 1983; 6: 285 – 290

Jacobson HR., Striker GE.: Report on a workshop to develop management recommendations for the prevention of progression in chronic renal disease. Am. J. Kidney Dis. 1995; 25 (1): 103 – 106

Kasiske B. L., Kalil R. S. N, Ma J. Z., Liao M., Keane W. F.: Effect of antihypertensive therapy on the kidney in patients with diabetes: a meta-regression analysis. Ann. Int. Med. 1993: 129 – 138

Kasiske B. L., Lakatua J. D., Ma J. Z., Louis T. A.: A meta-analysis of the effects of dietary protein restriction on the rate of decline in renal function. Am. J. Kidney Dis. 1998; 31 (6): 954 – 961

Kjekshus J., Gilpin E., Cali G., Blackey A. R., Henning H., Ross J.: Diabetic patients and beta-blockers after acute myocardial infarction. Eur. Heart J. 1990; 11: 43 – 50

Lewis E. J., Hunsicker L. G., Bain R. P., Rohde R. D., for the Collaborative Study Group: The effect of angiotensin-converting-enzyme inhibition on diabetic nephropathy. N. Engl. J. Med. 1993; 329: 1456 – 1462

Pedrini M. T., Levey A. S., Lau J., Chalmers T. C., Wang P. H.: The effect of dietary protein restriction on the progression of diabetic and non-diabetic renal diseases: a meta-analysis. Ann. Intern. Med. 1996; 124 (7): 627 – 632

Pitt B., Segal R., Martinez F., et al: Randomised trial of losartan versus captopril in patients over 65 with heart failure (ELITE). Lancet 1997; 349: 747 – 752

Sawicki P. T., Mühlhauser I., Bender W., Pethke W., Heinemann L., Berger M.: Effects of smoking on blood pressure and proteinuria in patients with diabetic nephropathy. J. Int. Med. 1996; 239: 345 – 352

The Diabetes Control and Complications Trial Research Group: Hypoglycemia in the Diabetes Control and Complications Trial. The Diabetes Control and Complications Trial Research Group. Diabetes 1997; 46 (2): 271 – 286

Toeller M., Buyken A., Heitkamp G.: Protein intake and urinaryalbumin excretion rates in the EURODIAB IDDM Complications Study. Diabetologia 1997; 40: 1219 – 1226

UK Prospective Diabetes Study (UKPDS) Group: Intensive blood-glucose control with sulphonylureas or insulin compared with conventional treatment and risk of complications in patients with type 2 diabetes (UKPDS 33). UK Prospective Diabetes Study (UKPDS) Group. Lancet 1998; 352 (9131): 837 – 853

UK Prospective Diabetes Study (UKPDS) Group: Tight blood pressure control and risk of macrovascular and microvascular complications in type 2 diabetes: UKPDS 38: UK Prospective Diabetes Study Group. BMJ 1998; 317 (7160): 703 – 713

Walker J. D., Dodds R. A., Murrells T. J. et al.: Restriction of dietary protein and progression of renal failure in diabetic nephropathy. Lancet 1989; ii: 1411 – 1415

Walker R.: General management of end stage renal disease. B. Med. J. 1997; 315: 1429 – 1432

Weidmann P., Boehlen L. M., de Courten M., Ferrari P.: Antihypertensive therapy in diabetic patients. J. Human Hypertens. 1992; 6 (Suppl. 2): 23 – 36

Zeller K., Whittaker E., Sullivan L., Raskin P., Jacobson H. R.: Effect of restricting dietary protein on the progression of renal failure in patients with insulin-dependent diabetes mellitus. N. Engl. J. Med. 1991; 324: 78 – 84

# 7 Diabetestherapie bei dialysepflichtiger Niereninsuffizienz

Im Stadium der präterminalen Niereninsuffizienz ist mit Abstand das wichtigste Problem die ständige Anpassung der Diabetesdiät und -therapie an die sich ändernde Nierenfunktion. Praktisch wichtig sind bei Niereninsuffizienz von Diabetikern die folgenden Aspekte:

Ständige Anpassung der Diabetesdiät und -therapie.

1. Veränderung der Insulinkinetik bei Niereninsuffizienz und unter verschiedenen Dialyseverfahren.
2. Folgen der eingeschränkten Nierenfunktion auf den Glukosestoffwechsel.
3. Folgen der eingeschränkten Nierenfunktion auf das Konzept der Diabetestherapie.

## 7.1 Veränderung der Insulinkinetik bei Niereninsuffizienz und unter verschiedenen Dialyseverfahren

Im gesunden Organismus baut die Leber aufgrund der hohen Insulinkonzentration im Pfortaderblut ca. 80% des Insulins ab. Die Nieren eliminieren die restlichen 20%. Dabei wird Insulin glomerular filtriert, tubulär reabsorbiert und im Tubulus inaktiviert.

Bei insulininjizierenden Diabetikern sind dagegen Leber und Nieren ähnlich hohen Konzentrationen an Insulin ausgesetzt und eliminieren je etwa die Hälfte der gesamten Insulinmenge. Bei einer Störung der Nierenfunktion hat deshalb beim insulinbehandelten Diabetiker der langsamere Insulinabbau Folgen auf das therapeutische Konzept. Während beim Gesunden die Halbwertzeit des Insulins etwa 4 Minuten beträgt, ist bei einer Verminderung der Kreatinin-Clearance auf 60 ml/min bereits die Halbwertzeit des zirkulierenden Insulins deutlich erhöht. Bei einer Kreatinin-Clearance von weniger als 6 ml/min beträgt die Insulinelimination nur noch 0,5 Einheiten/Tag. Aufgrund der verlängerten Halbwertzeit sind bei Niereninsuffizienz erhöhte Insulinspiegel zu erwarten, die Insulinsensitivität ist jedoch insgesamt herabgesetzt.

Niereninsuffizienz: langsamerer Insulinabbau.

Nicht nur während der Dialysetherapie sondern also auch im Stadium der noch präterminalen Niereninsuffizienz ist die Anpassung der Insulindosis problematisch. Die Ursache hierfür ist die insgesamt **schwankende Insulinsensitivität** und die **Änderung des Insulinbedarfs.** Es fällt daher schwer, Regeln abzuleiten. Häufig überwiegt im Stadium der kompensierten Retention der blutglukosesenkende Einfluss, bedingt durch die verzögerte renale Elimination des Insulins. Bei zunehmender Niereninsuffizienz kann dann eine erhebliche Verminderung der Insulindosierung notwendig werden. Die Dosisverminderung des Insulins ist überaus wichtig, da gerade diese Patienten häufiger auch aufgrund der koronaren Herzkrankheit bei schweren Hypoglykämien besonders gefährdet sind.

Glukosezufuhr bei Peritonealdialyse erhöht den Insulinbedarf.

Glukosefreie Hämodialysierlösungen sind unphysiologisch.

Bei den Peritonealdialyseverfahren werden üblicherweise glukosehaltige Spüllösungen verwendet. Dies hat in der Regel einen erhöhten Insulinbedarf zur Folge. Hier bleibt abzuwarten, inwiefern glukosefreie Spüllösungen in Zukunft eine Verbesserung für diabetische Patienten darstellen können. Der gewünschte oder notwendige Flüssigkeitsentzug wird durch den Einsatz niedriger oder höher konzentrierter Glukose-Dialyselösungen über die osmotische Wirkung geregelt. Grundsätzlich unterschiedlich hierzu ist der Insulinbedarf bei den Hämodialyseverfahren. Auch hier hängt der Insulinbedarf entscheidend von der Art der verwendeten Dialysierlösung ab. Von vielen Herstellern werden glukosefreie Dialysierlösungen als Standarddialysate immer noch vertrieben. Bei den heutigen Proportionierungsmaschinen wird das Dialysat als Konzentrat in Kanistern angeliefert und mit Umkehrosmosewasser online zubereitet. Die Abfüllung von glukosehaltigen Dialysierlösungen in Konzentratkanistern ist problematisch. Zum Ersten ist in diesen Kanistern durch die Beimengung von Glukose ein vermehrtes Keimwachstum zu befürchten und zu erwarten. Zum Zweiten gibt es offensichtlich Herstellungsprobleme durch Karamellisierungseffekte. Diese technischen beziehungsweise hygienischen Probleme sollten aber nicht dazu führen, eine unphysiologische Dialyselösung zu verwenden, die bei jeder Dialysebehandlung zu einer unnötigen Elimination von Glukose führt. Von vielen Herstellern wird eine Dialyselösung angeboten, die ca. 5 mmol/Liter Glukose enthält. Derzeit ist in der Diskussion, ob höhere Glukosezumischungen sinnvoller sind als nur 5 mmol/Liter. Die Tabelle 7.**1** zeigt noch einmal im Überblick den unterschiedlichen Einfluss der Niereninsuffizienz und verschiedener Dialyseverfahren auf die Insulinwirksamkeit.

Tab. 7.1 Einfluss der Niereninsuffizienz und Dialyse auf die Insulinwirksamkeit.

| chronische Niereninsuffizienz | kontinuierliche ambulante Peritonealdialyse (CAPD) | Hämodialyse (HD) | |
|---|---|---|---|
| **Insulinbedarf ↓** | **Insulinbedarf ↑** | **Insulinbedarf ↑** | **Insulinbedarf ↓** |
| aufgrund des Untergangs der Glomeruli | glukosehaltige Spülflüssigkeiten, bei Infekten (z. B. Peritonitis oder diabetischer Fuß) | bei Infekten (z. B. Shunt oder diabetischer Fuß) | glukosefreies oder gering glukosekonzentriertes Dialysat |

## 7.2 Folgen der eingeschränkten Nierenfunktion auf den Glukosestoffwechsel

Bei terminaler Niereninsuffizienz besteht eine Änderung der Plasmakatecholaminspiegel.

Daneben sind auch die Glukagonspiegel im Serum erhöht. Dabei handelt es sich um Insulinantagonisten, durch die die Glykogenolyse gefördert wird.

Des Weiteren wird vermutet, dass bei niereninsuffizienten Diabetikern eine Abnahme der zellulären Insulinrezeptoren vorliegt. Auch hierdurch wird die Wirksamkeit des Insulins beeinträchtigt.

Als dritter Faktor kommt hinzu, dass aufgrund des nephrotischen Syndroms bei diabetischer Niereninsuffizienz im fortgeschrittenen Stadium eine Hyperlipidämie besteht. Es kommt zu einer verstärkten Bildung von Lipoproteinen, was erneut eine Insulinresistenz zur Folge hat.

Die metabolischen Folgen der eingeschränkten Nierenfunktion äußern sich also in einer blutglukosesteigernden Wirkung. Dennoch überwiegt in der Regel bei Patienten mit Niereninsuffizienz der blutglukosesenkende Einfluss wie oben beschrieben.

Blutglukoseanstieg durch metabolische Folgen der Niereninsuffizienz.

## 7.3 Folgen der eingeschränkten Nierenfunktion auf das Konzept der Diabetestherapie

### 7.3.1 Diätetische Maßnahmen

Während im Vordergrund der Diabetesdiät die Bilanzierung der Kohlenhydrate steht, kommen nun weitere Ernährungsaspekte zum Tragen, die die Patienten oft an die Grenze des Machbaren bringen. Die höchste Priorität haben in diesem Fall die Einhaltung des Serum-Kalium-Spiegels, die Bilanzierung der Trinkmenge, die Zufuhr von Kalzium und Phosphat, gegebenenfalls die Eiweißaufnahme und natürlich die Zufuhr von Fetten mit der Nahrung. Allein diese Auflistung zeigt an, dass hier eine ausführliche Ernährungsberatung und ständige Hilfeleistung erforderlich ist. In Kapitel 6 dieses Buches und in dem Ernährungsratgeber „Der sichere Weg zur richtigen Ernährung“ der Reihe „Dialyse und Diabetes“ von B. Börsteken werden hierzu weitere Angaben gemacht.

### 7.3.2 Orale Antidiabetika

Biguanide kontraindiziert

Unterschiedliche Eliminationsart bei Sulfonylharnstoffen.

Der Einsatz oraler blutglukosesenkender Medikamente bei Niereninsuffizienz ist aus vielen Gründen umstritten. Gänzlich kontraindiziert ist der Einsatz von Biguaniden durch die Gefahr der Akkumulation und Lactatacidosebildung. Sulfonylharnstoffe weisen eine unterschiedliche Eliminationsart auf. Gliquidon wird nur zu 5% renal eliminiert und käme daher theoretisch auch für den Einsatz bei Niereninsuffizienz in Frage. Niereninsuffiziente Diabetiker weisen oft bereits eine manifeste koronare Herzkrankheit auf. Die kontroverse Diskussion, ob Sulfonylharnstoffe die Mortalität beim koronarkranken Diabetiker erhöhen, wird schon seit vielen Jahren geführt. Die Ergebnisse der UKPDS-Studie zeigen bei Typ-2-Diabetikern ohne Niereninsuffizienz zwar keine signifikant unterschiedliche Mortalität bei Patienten, die mit Sulfonylharnstoffen behandelt wurden gegenüber denjenigen Patienten, die mit Insulin behandelt wurden. Die Wallenberg-Studie zeigt jedoch, dass bei Patienten mit bereits manifester Koronarsklerose der Einsatz von Sulfonylharnstoffen sicherlich weiterhin nicht als problemlos gesehen werden kann. Da bei niereninsuffizienten Patienten bei den meisten Sulfonylharnstoffpräparaten eine latente Akkumulationsgefahr besteht, ergibt sich eine weitere Schwierigkeit, womit die Durchführbarkeit einer solchen Therapie im Einzelfall in Frage gestellt ist. Die Gruppe der prandialen Glukoseregulatoren ist in Deutschland erst vor kurzem zugelassen worden. Repaglinide wird nur zu 8% renal eliminiert. Inwiefern diese Substanz einen festen Stellenwert in der Therapie des Typ-2-Diabetes bekommt und darüber hinaus auch bei niereninsuffizienten Diabetikern eingesetzt wird, ist zu diesem Zeitpunkt noch offen.

Neue Gruppe der prandialen Glukoseregulatoren.

Die Gruppe der Glitazone war zum Zeitpunkt der Drucklegung in Deutschland noch nicht zugelassen und konnte aus diesem Grunde nicht berücksichtigt werden. Tabelle 7.**2** gibt eine kurze Übersicht zum Einsatz oraler Antidiabetika bei Niereninsuffizienz.

Glitazone

Tab. 7.**2** Übersicht der oralen Antidiabetika

| Typ | Beispiel | Wirkungsmechanismus | Gebrauch bei Niereninsuffizienz | Hypoglykämiegefahr | Dialysierbarkeit |
|---|---|---|---|---|---|
| Sulfonylharnstoffe | Glibenclamid | Insulinsekretion ↑ | Dosisreduktion erforderlich | ja | variabel |
| | Gliquidon | Insulinsekretion ↑ | nur 5 % renale Elimination, Dosisreduktion nicht erforderlich | ja | nein |
| Biguanide | Metformin | periphere Insulinresistenz ↓ | Kontraindikation | minimal | unbekannt |
| Alpha-Glucosidasehemmstoffe | Acarbose | KH-Aufnahme aus dem Gastrointestinaltrakt ↓ | Dosisanpassung gegebenenfalls erforderlich | nicht bei Monotherapie verstärkt Hypoglykämiegefahr bei Einsatz mit Sulfonylharnstoff | unbekannt |
| prandiale Glukoseregulatoren | Repaglinide | Stimulation der glukoseabhängigen Insulinsekretion | 8 % renale Elimination | ja | unbekannt |

### 7.3.3 Insulintherapie

Die Besonderheiten der Insulinkinetik bei chronischer Niereninsuffizienz und unter verschiedenen Dialyseverfahren wurden eingangs dargestellt.

Grundsätzlich bleiben die Strategien der Insulintherapie auch beim niereninsuffizienten Diabetiker bestehen. Alle Methoden orientieren sich dabei am physiologischen Bedarf. Im normalen Organismus findet auch im nüchternen Zustand und über Nacht eine Basalsekretion von Insulin statt. Zu den Mahlzeiten ist zusätzlich Insulin notwendig, um den Blutglukosespiegel im Bereich der Norm zu halten. Verschiedene Methoden versuchen den physiologischen Verlauf der Insulinämie beim Diabetiker zu imitieren.

**Konventionelle Insulintherapie (CT):** Bei dieser Therapie wird eine Wechselmischung von Normalinsulin und Verzögerungsinsulin 2 × am Tag vor Frühstück und Abendessen injiziert oder es wird eine Mischung von Normalinsulin und Verzögerungsinsulin morgens und eine Injektion von Verzögerungsinsulin abends vorgenommen. Alle Patienten, die aufgrund ihrer intellektuellen Fähigkeiten dazu in der Lage sind, sollten lernen, die Dosierung entsprechend den aktuellen Erfordernissen zu variieren. Sie sind nur dadurch in der Lage, die Insulindosis an einen wechselnden Bedarf anzupassen. Hierbei ist nicht nur die körperliche Arbeit zu berücksichtigen, sondern auch ein womöglich wechselnder Insulinbedarf an den Dialysetagen im Vergleich zu den Nicht-Dialysetagen. Grundsätzlich ist zu sagen, dass diese Behandlungsstrategie ein recht pünktliches Einhalten der Zeitpunkte der Mahlzeiten erfordert aufgrund des Anteils des Verzögerungsinsulins. Diese iatrogene Hyperinsulinämie verlangt eine konsequente Aufnahme von Kohlenhydraten, um eine möglichst ausgeglichene Glykämie aufrechtzuhalten. Auch der mögliche Glukoseentzug unter Hämodialysetherapie in dem Fall, in dem glukosearme oder sogar glukosefreie Dialysate benutzt werden, bedeutet, dass hier durch die Gabe eines Verzögerungsinsulins eine latente Hypoglykämiegefahr besteht.

Wechselnder Insulinbedarf an den Dialysetagen im Vergleich zu den Nicht-Dialysetagen.

**Intensivierte Insulintherapie (ICT):** Hierunter versteht man die Injektion von Normal-Insulin zu den Hauptmahlzeiten. Verzögerungsinsulin wird als Ersatz des basalen Insulinspiegels morgens und vor dem Schlafengehen injiziert. Bei diesem Modell injizieren die Patienten Normalinsulin vor den Hauptmahlzeiten, das heißt 3-mal am Tag und sind sozusagen in der Lage, die Ausschüttung von Insulin am Bedarf zu orientieren. Die Gabe von Verzögerungsinsulin am Morgen und vor dem Schlafengehen soll die Basalrate der physiologischen Insulinsekretion imitieren. Der besondere Vorteil dieser Strategie liegt darin, dass der Patient mit relativ wenig Verzögerungsinsulin behandelt wird. Das heißt gerade bei niereninsuffizienten Patienten, die möglicherweise einen geringeren Insulinbedarf haben oder die mit Hämodialyse behandelt werden, ist eine protrahierte Hypoglykämie durch Verzögerungsinsulin seltener.

Wenig Verzögerungsinsulin.
↓
Seltener protrahierte Hypoglykämie.

Es gilt für die Insulinsubstitutionsbehandlung bei Dialysepatienten: Je häufiger injiziert wird, desto leichter lässt sich die Insulinbehandlung an die Erfordernisse anpassen.

Gerade bei Typ-2-Diabetikern mit erhaltener Insulinrestsekretion kommt häufiger eine Variante dieser Therapieoption in Frage. Dabei wird auf die Gabe eines Verzögerungsinsulins völlig verzichtet in der Annahme, dass die Basalsekretion der Patienten noch ausreichend vorhanden ist. Die Patienten injizieren lediglich Normalinsulin vor den Hauptmahlzeiten. Eine solche Therapiestrategie kommt aus den oben genannten Gesichtspunkten der Behandlung niereninsuffizienter Diabetiker entgegen.

**Kontinuierliche subkutane Insulininfusion:** Bei der Insulinpumpen-Therapie wird die physiologische Basalrate nicht durch ein Verzögerungsinsulin imitiert, sondern durch eine konstante Abgabe von Normalinsulin über einen subkutan liegenden Katheter. Zu den Mahlzeiten wird ein entsprechender Bolus über die Pumpe abgerufen. Die Indikationsstellung zur Pumpentherapie sowie die Vor- und Nachteile einer solchen Therapiestrategie sind in der diabetologischen Literatur hinreichend diskutiert worden. Aufgrund des auch hier vorhandenen latenten Hypoglykämierisikos ist die Pumpentherapie bei niereninsuffizienten Diabetikern eher selten anzutreffen.

Latentes Hypoglykämierisiko

Die Abbildungen 7.**1** – 7.**3** stellen die unterschiedlichen Insulinstrategien noch einmal zusammen.

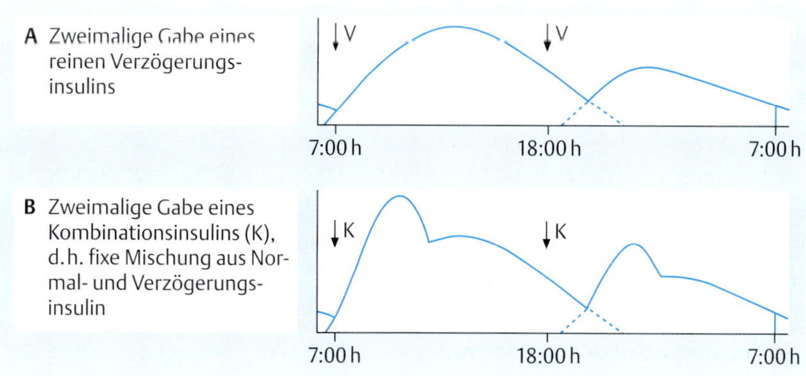


Abb. 7.**1** Insulinkonzentration bei konventioneller Insulintherapie.

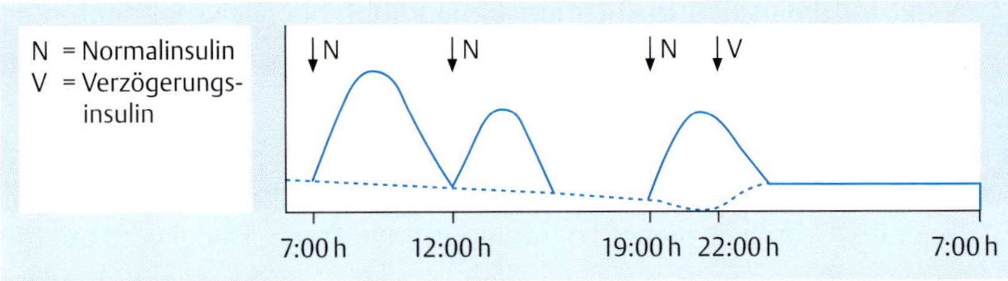


Abb. 7.**2** Insulinkonzentration bei intensivierter Insulintherapie.

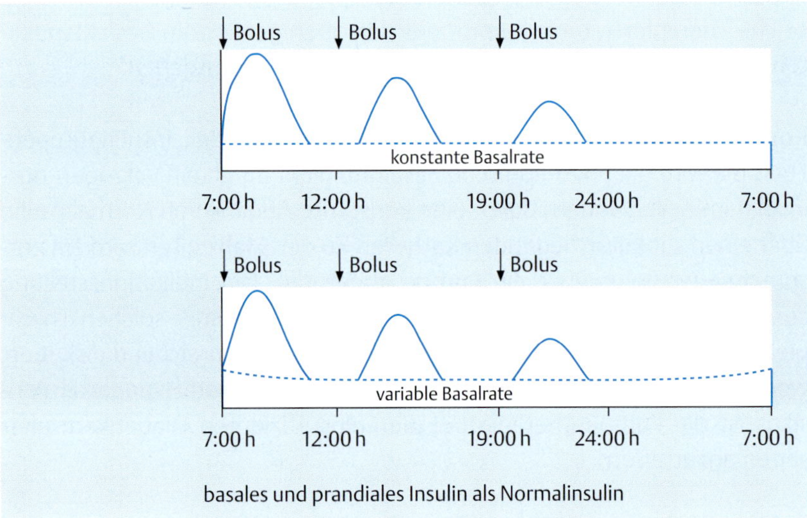


Abb. 7.**3** Insulinkonzentration bei Insulinpumpentherapie.

**Zusammengefasst kann festgehalten werden:** Bei deutlich verzögerter Insulinwirkung im Falle einer Niereninsuffizienz bietet eine Behandlung mit präprandialer Gabe von kurzwirkendem Insulin Vorteile. Je häufiger Insulin verabreicht wird, desto leichter lässt sich die Dosis an die Notwendigkeit anpassen und desto geringer ist das Hypoglykämierisiko. Im Falle einer Pumpentherapie kann die basale Insulinrate gering gehalten werden, da auch hier die Gefahr einer Insulinakkumulation gegeben ist. Die Besonderheiten der Insulintherapie unter verschiedenen Dialyseverfahren sind schon besprochen worden.

Die **Peritonealdialyseverfahren** arbeiten derzeit standardmäßig mit glukosehaltigen Spüllösungen. Alle diabetischen Patienten mit Niereninsuffizienz, die Peritonealdialyse betreiben, müssen diese Glukoseinfusionen in ihrem Insulinschema berücksichtigen. Dementsprechend ist der Insulinbedarf unterschiedlich und muss an die tatsächlichen Bedürfnisse aktuell angepasst werden. Gerade bei der kontinuierlichen ambulanten

Peritonealdialyse (CAPD) wurden Modelle diskutiert, bei denen Patienten Insulin in den Spülbeutel zugeben, um eine Hyperglykämie nach Infusion des Beutels zu vermeiden. Da jedoch die Peritonitis die häufigste Komplikation der Peritonealdialyseverfahren ist, ist jede Manipulation am Dialysesystem mit der Gefahr einer Entzündung verknüpft. Für den routinemäßigen Einsatz ist also die Insulinbeigabe in die Peritonealdialyseflüssigkeit nicht zu empfehlen. Es muss vielmehr empirisch festgehalten werden, wieviel Insulin zusätzlich zur oralen Kohlenhydrataufnahme für die Kohlenhydrataufnahme über das Peritoneum notwendig ist.

Bei der **Hämodialysetherapie** ergeben sich verschiedene Optionen für die Insulintherapie. Am günstigsten wäre eine Hämodialysetherapie, die sich stoffwechselneutral verhält, das heißt, die keinen Einfluss auf das Insulintherapieschema des Diabetikers nimmt. Naturgemäß haben glukosefreie Hämodialyselösungen einen geringeren Insulinbedarf zur Folge. Die Hypoglykämiegefahr ist jedoch groß. Da niereninsuffiziente Patienten in der Regel 3-mal pro Woche hämodialysieren, muss der diabetische Dialysepatient an diesen Dialysetagen sein Insulinregime verändern. Diese Anpassung ist nicht einfach und bringt häufig Stoffwechselentgleisungen mit sich. Hämodialyselösungen mit Glukosezusatz um 5 mmol/Liter bringen hier schon eine Verbesserung, gehen aber für die Dauer der Hämodialysebehandlung von einem konstant nüchternen Zustand aus, das heißt unter dem Einfluss der Hämodialysetherapie wird stets – unabhängig von der Insulingabe oder der Nahrungsaufnahme – ein Nüchtern-Blutglukosewert angestrebt. Hier bleibt die Überlegung, ob Hämodialyselösungen, die einen höheren Blutglukosespiegel anstreben, nicht näher am physiologischen Modell orientiert sind. Auf den möglichen Zusammenhang zwischen Glukosekonzentration in der Hämodialyselösung und die Kreislaufstabilität des diabetischen niereninsuffizienten Patienten wird später noch eingegangen werden.

Die Insulinhersteller und -vertreiber in Deutschland sind die Firmen Aventis, Berlin Chemie, NovoNordisk und Lilly. All diese Firmen halten moderne Injektionshilfen (Pens) bereit, um die notwendigen häufigen Insulininjektionen ohne größeren Aufwand durchführen zu können.

**Selbstkontrollmaßnahmen:** Für den niereninsuffizienten Diabetiker bleibt festzuhalten, dass die Insulinsubstitution bei Typ-1- und Typ-2-Diabetikern nicht grundsätzlich verschieden ist. Es muss im Einzelfall entschieden werden, mit welchem Therapiemodell der Patient am besten versorgt ist. Aufgrund der schwankenden Insulinsensitivität bei chronischer Niereninsuffizienz und unter den verschiedenen Dialyseverfahren sind Blutglukose-Selbstkontrollen häufig notwendig. Generell wird die Blutglukose bei der intensivierten Insulintherapie vor allen Hauptmahlzeiten gemessen, damit die notwendige Insulindosis an die entsprechende Kohlenhydrataufnahme angepasst werden kann. An den Dialysetagen sind zusätzliche Kontrollen notwendig, um die Kohlenhydrataufnahme bzw. -abgabe über die Dialysierlösung berücksichtigen zu können. Für die hämodialysebehandelten Patienten ist wichtig, dass häufig Blutglukosebestimmungen aus dem Shuntblut vorgenommen werden, um Lanzettenstiche in die Fingerkuppe zu vermeiden. Hierzu bleibt anzumerken, dass Kapillarblut ähnliche Charakteristiken hat wie arteriovenöses Shuntblut und damit die Werte vergleichbar sind. Sollte jedoch das Blut aus dem venösen Ast der arteriovenösen Fistel des Dialysepatienten entnommen werden, muss gegebenenfalls der Unterschied der Glukosekonzentration im Kapillarblut bzw. venösem Blut berücksichtigt werden. Uringlukosekontrollen sind bei dialysepflichtigen Diabetikern offenkundig nicht durchzuführen.

### Literatur

Berger M.: Insulin Therapy: conventional. In: Alberti K. G. M. M., Krall L. P. (Hrsg.): Diabetes Annual I. Elsevier Science Publ., Amsterdam, 1985

Berger M.: Conventional Insulin Therapy. In: Alberti K. G. M. M., Krall L. P. (Hrsg.): Diabetes Annual II. Elsevier Science Publ., Amsterdam, 1986

Czerwenka-Horworka K., Waldhäusl W. K.: Optimized normoglycemic insulin replacement by a pen-shaped insulin device. Life Support Systems 1984; 2 (Suppl. 1)

Mühlhauser I., Berger M., Sonnenberg G. E., Koch J., Jörgens V., Schernthaner G., Scholz V.: Incidence and management of severe hypoglycaemia in 434 adults with insulin-dependent diabetes mellitus. Diabetes Care 1985; 8: 268 – 273

Berger M., Jörgens V.: Praxis der Insulintherapie, Springer-Verlag, Heidelberg, New York

# 8 Nierenersatztherapie beim Patienten mit Diabetes mellitus

Prinzipiell sind alle Nierenersatzverfahren zur Therapie des terminalen Nierenverfahrens bei diabetischer Nephropathie geeignet. Die verschiedenen Optionen für die Nierenersatztherapie werden nachfolgend in Anlehnung an E. Friedman wiedergegeben.

1. **Hämodialyse**
   - Zentrumsdialyse
   - Heimhämodialyse

   Hämofiltration
   Hämodiafiltration
2. **Peritonealdialyse**
   Intermittierende Peritonealdialyse (IPD)
   Kontinuierliche ambulante Peritonealdialyse (CAPD)
   Kontinuierliche zyklische Peritonealdialyse (CCPD)
3. **Nierentransplantation**
   Kadavernierentransplantation
   Lebendtransplantation
4. **Pankreas- und Nierentransplantation**
   Typ-1-Diabetes
   Typ-2-Diabetes?

Die oben aufgeführten Blutreinigungsverfahren werden im Standard der Nierenersatztherapie der Bundesrepublik Deutschland gemäß der Deutschen Arbeitsgemeinschaft für Klinische Nephrologie wie folgt definiert:

1. **Hämodialyse (HD)**
   Entfernung toxischer Substanzen verschiedener Molekülgröße („Urämietoxine“) aus dem Blut und Ausgleich des Elektrolyt- und Säuren-Basen-Haushaltes überwiegend durch Diffusion über eine semipermeable Membran bei gleichzeitigem Entzug überschüssiger Körperflüssigkeit.

   **Hämofiltration**
   Filtration vom Plasmawasser und darin gelösten toxischen Substanzen verschiedener Molekülgrößen mit Hilfe eines konvektiven Trans-

portes aus dem Blut über eine „großporige" Membran mit Hilfe eines hydrostatischen Druckgradienten. Das entzogene Flüssigkeitsvolumen wird bis zum Erreichen einer gewünschten Flüssigkeitsbilanz durch eine definierte physiologische Lösung substituiert. Der Flüssigkeitsentzug erfolgt schonender als beispielsweise bei der Dialyse.

**Hämodiafiltration (HDF)**
Kombination von Hämodialyse und Hämofiltration, wobei sowohl höher- als auch niedermolekulare toxische Substanzen vermehrt entfernt werden.

2. **Peritonealdialyse**
Entfernung toxischer Substanzen aus dem Blut durch Diffusion über das Peritoneum (Bauchfell) in eine über einem Kunststoffkatheter in die Bauchhöhle instillierte, sterile und pyrogenfreie physiologische Lösung. Der Flüssigkeitsentzug erfolgt auf osmotischem Wege.

**Intermittierende Peritonealdialyse (IPD)**
Regelmäßig wiederkehrende Behandlung mit der Peritonealdialyse (z. B. dreimal wöchentlich je 12 Stunden Dauer). Der Wechsel der Dialysierflüssigkeit erfolgt in kurzen zeitlichen Abständen mit Hilfe eines Gerätes.

**Kontinuierliche ambulante Peritonealdialyse (CAPD)**
Kontinuierliche Peritonealdialyse, bei der sich fast ständig Dialysierflüssigkeit in der Bauchhöhle befindet, die mehrfach täglich (z. B. 4- bis 5-mal) durch den Patienten selbst ausgewechselt wird. Ein Gerät ist nicht erforderlich.

**Kontinuierliche zyklische Peritonealdialyse (CCPD)**
Kombination von IPD und CAPD, bei der nachts die Wechsel der Dialysierflüssigkeit relativ rasch maschinell erfolgen (wie bei der IPD) und am Tage eine bestimmte Menge Dialysierflüssigkeit in der Bauchhöhle verbleibt.

Keine gesicherten Unterschiede zwischen PD- und HD-Verfahren.

Hohe technische Aussteigerquote bei CAPD.

Im Vordergrund der Diskussion steht oft der Vergleich zwischen Überlebenswahrscheinlichkeiten unter Peritonealdialyse und unter Hämodialysetherapie. Es lassen sich diesbezüglich in der Literatur Studien finden, die Vorteile sowohl für das eine als auch das andere Verfahren aufweisen. So zeigt das US Renal Data System (Tab. 8.**1**) Überlebensvorteile für Hämodialysepatienten, während der Canadian Register Report (Tab. 8.**2**) Vorteile für Patienten aufzeigt, die mit der Peritonealdialyse behandelt

| | Risikofaktor | |
|---|---|---|
| | HD | PD |
| alle Patienten | 1,0 | 1,9 |
| Diabetiker | 1,0 | 1,38 |
| Nicht-Diabetiker | 1,0 | 1,11 |
| Patienten < 55 Jahre | 1,0 | 1,0 |
| Patienten > 55 Jahre | 1,0 | > 1,0 |

Tab. 8.**1** USRDS: Vergleich des Mortalitätsrisikos zwischen Hämodialyse (HD) und Peritonealdialyse (PD).

| | Risikofaktor | |
|---|---|---|
| | HD | PD |
| alle Patienten 0–64 Jahre | 1,0 | 0,9 |
| alle Patienten > 65 Jahre | 1,0 | 0,85 |
| Diabetiker 0–64 Jahre | 1,0 | 0,86 |
| Nicht-Diabetiker 0–64 Jahre | 1,0 | 0,9 |
| Diabetiker > 65 Jahre | 1,0 | 0,97 |
| Nicht-Diabetiker > 65 Jahre | 1,0 | 0,84 |

Tab. 8.**2** Canadian Register Report: Vergleich des Mortalitätsrisikos zwischen Hämodialyse (HD) und Peritonealdialyse (PD).

werden. Für Patienten, die nicht auf die Transplantationsliste gesetzt werden können, ist jedoch zu bemerken, dass die Aussteigerquote, d. h. der Wechsel zur Hämodialyse, bei CAPD-Patienten aufgrund technischen Versagens hoch ist.

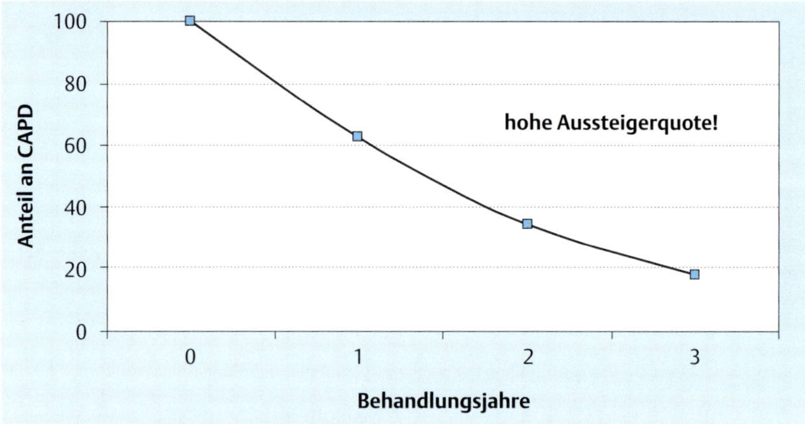


Abb. 8.**1** Technische Versagerquote der CAPD bei Diabetikern (nach Rubin et al.).

Nach Transplantation wesentlich bessere Überlebensraten.

Nach Rubin et al (Abb. 8.**1**) sind nach 3 Jahren nur noch weniger als 20% der ursprünglichen CAPD-Patienten in der Lage, die Therapie fortzusetzen. In einzelnen, wenigen Zentren werden bessere Ergebnisse hinsichtlich der technischen Versagensquote aufgezeigt.

Nach Untersuchungen von Friedman et al. werden nach Transplantation wesentlich bessere Überlebensraten erzielt als unter Hämodialyse oder Peritonealdialyse.

# 9 Indikationsstellung und Vorbereitung der Nierenersatztherapie

Grundsätzlich sollten Patienten mit diabetischer Nephropathie frühzeitig dem Nephrologen vorgestellt werden. Im Stadium der frühen und fortschreitenden Niereninsuffizienz konzentriert sich die Behandlung auf die Abschwächung der Progression, d.h. Vermeidung nephrotoxischer Noxen, gute diabetische Stoffwechseleinstellung und Hypertonieeinstellung. Daneben besteht die Möglichkeit der Behandlung der Komplikationen (Anämie, Kalziumphosphat-Stoffwechselstörungen usw.). In der präterminalen Phase ist dagegen die Hinführung des Patienten auf die Nierenersatzbehandlung vordringlich.

## 9.1 Hinführung der Patienten auf die Dialysetherapie

Interdisziplinäre Betreuung nicht ausreichend.

Tatsächlich ist die Behandlungsqualität und die interdisziplinäre Betreuung präterminal niereninsuffizienter Diabetiker jedoch absolut nicht ausreichend. Pommer veröffentlichte 1996 hierzu Zahlen (Tab. 9.**1**), die das Problem verdeutlichen. Der postulierte Zielblutdruck von 130/85 mm Hg wurde nur bei 2,5% der Patienten erreicht, 58% der Patienten hatten einen $HbA_{1c}$-Wert von > 8%.

Tab. 9.**1** Behandlungsqualität und interdisziplinäre Betreuung präterminal niereninsuffizienter Diabetiker (nach Pommer, 1996).

| **Behandlungsziel** | **erreicht von** |
|---|---|
| Blutdruck < 130/85 mm Hg | 2,5% |
| ACE-Hemmer | 24,2% |
| $HbA_{1c}$ > 8% | 58,0% |
| **Interdisziplinäre Betreuung: Nierenfunktion zum Zeitpunkt der Vorstellung beim Nephrologen; Clearance in ml/min** | |
| < 10 | 38% |
| 10–30 | 39% |
| 30–50 | 16% |
| > 50 | 7% |

Bei über 70% der Patienten bestand zum Zeitpunkt der Erstvorstellung beim Nephrologen bereits eine so weit fortgeschrittene Niereninsuffizienz, dass allenfalls noch eine geordnete Vorbereitung auf die Dialysetherapie erfolgen konnte. Knapp 40% der Patienten hatten bereits eine Kreatinin-Clearance < 10 ml/min, obwohl bekannt ist, dass bei einer notfallmäßigen Aufnahme von Patienten ins Dialyseprogramm die Mortalität und Morbidität deutlich erhöht ist. Ritz bezeichnet diesen Zustand zu Recht als skandalös. Sämtliche somatischen, psychischen und sozialen Aspekte der Nierenersatztherapie sollten mit dem Patienten und seinen Angehörigen frühzeitig besprochen werden. Der Nephrologe muss die Entscheidung über den Beginn der Nierenersatzbehandlung und die Auswahl des Nierenersatzverfahrens im Einvernehmen mit dem Patienten unter Berücksichtigung der Qualitätsnormen und der Wirtschaftlichkeit treffen.

Die Differenzialindikation für das in Frage kommende Behandlungsverfahren ergibt sich aus den medizinischen und persönlichen Notwendigkeiten des Patienten sowie den häuslichen Gegebenheiten.

## 9.2 Zeitpunkt des Dialysebeginns

Von mehreren Autoren wird bei diabetischen Patienten ein frühzeitiger Dialysebeginn gefordert, d. h. vor dem Auftreten klinischer Urämiesymptome. Oft wird eine urämisch bedingte Übelkeit bei diabetischen Patienten früher als bei nichtdiabetischen Patienten angetroffen, da eine diabetische Gastroparese oder ein nephrotisches Syndrom zusätzlich bestehen. Die Symptomatik kann so ausgeprägt sein, dass ein Dialysebeginn aus diesem Grund erwogen werden muss, auch wenn noch eine GFR > 15 ml/min besteht.

Fällt die Kreatinin-Clearance unter Werte von 12 – 15 ml/min, ist eine Volumen- und Hochdruckregulation ohne Dialysetherapie meist nicht mehr möglich.

Was spricht für einen **frühzeitigen Dialysebeginn** bei diabetischen Patienten?

Die Überschätzung der endogenen Kreatininclearance bei alleiniger Verlaufskontrolle des Serumkreatinins und bereits eingetretener Niereninsuffizienz.

Wie für viele ältere Patienten trifft insbesondere für ältere diabetische Patienten zu, dass aufgrund zahlreicher Begleiterkrankungen wie Amaurosis und Neuropathie der körperliche Aktivitätsgrad stark reduziert ist. Der tägliche Kreatininanfall ist daher vergleichsweise gering und täuscht in vielen Fällen fälschlicherweise eine bessere Nierenfunktion vor, als tatsächlich vorhanden ist. **Serumkreatininwerte zwischen 2 und 3 mg/dl können mit Kreatininclearance-Messwerten zwischen 60 und 15 ml/min verbunden sein.** Die Gefahr einer Überschätzung der tatsächlich noch vorhandenen Nierenfunktion ist somit gegeben und eine Clearancemessung ist mindestens einmal pro Jahr zu empfehlen. Ein Dialysebeginn bei offenkundig noch niedrigen Serumkreatininwerten bedeutet somit zwangsläufig nicht einen „echten" frühzeitigen Dialysebeginn.

### Bedeutung der Blutdruckeinstellung

Die UKPDS-Studie stellte eindeutig klar, dass für die Überlebensprognose von diabetischen Typ-2-Patienten die Blutdruckeinstellung mindestens ebenso wichtig ist wie die Güte der Blutglukoseeinstellung. Gerade bei fortgeschrittener Niereninsuffizienz zeigt sich auch unter einer antihypertensiven Kombinationstherapie häufig das Problem einer unbefriedigenden Blutdruckeinstellung. Je länger diese Phase anhält, desto eher muss mit dem Auftreten vaskulärer Folgeschäden gerechnet werden. In der überwiegenden Mehrzahl der Fälle zeigt sich 3 – 6 Monate nach Beginn einer Dialysetherapie eine deutlich bessere Blutdruckeinstellung bei geringerem Verbrauch antihypertensiver Medikamente bei diesen Patienten.

3 bis 6 Monate nach Dialysetherapiebeginn meist deutlich bessere Blutdruckeinstellung.

### Höhergradige Eiweißverluste und Entwicklung eines nephrotischen Syndroms

Lowrie und Lew zeigten 1991 (Abb. 9.**1**), dass dem Serumalbuminwert der stärkste Vorhersagewert für das vorzeitige Versterben von Dialysepatienten zukommt. Im Gegensatz zu Harnstoff, Kreatinin und Serumcholesterin nimmt das Sterberisiko drastisch zu, wenn der Serumalbuminwert unter 3,5 g/dl fällt. Diese Untersuchung wurde an mehr als 17 000 amerikanischen Dialysepatienten durchgeführt.

Drastisch erhöhtes Sterberisiko bei Serumalbuminwerten < 3,5 g/dl.

Diabetische Dialysepatienten haben bei Eintritt in die Dialysetherapie in den meisten Fällen wesentlich geringere Serumalbuminspiegel als nichtdiabetische Patienten. Es bleibt offen, inwiefern dies als Ursache für die schlechten 5-Jahres-Überlebensraten diabetischer Patienten mit berücksichtigt werden muss.

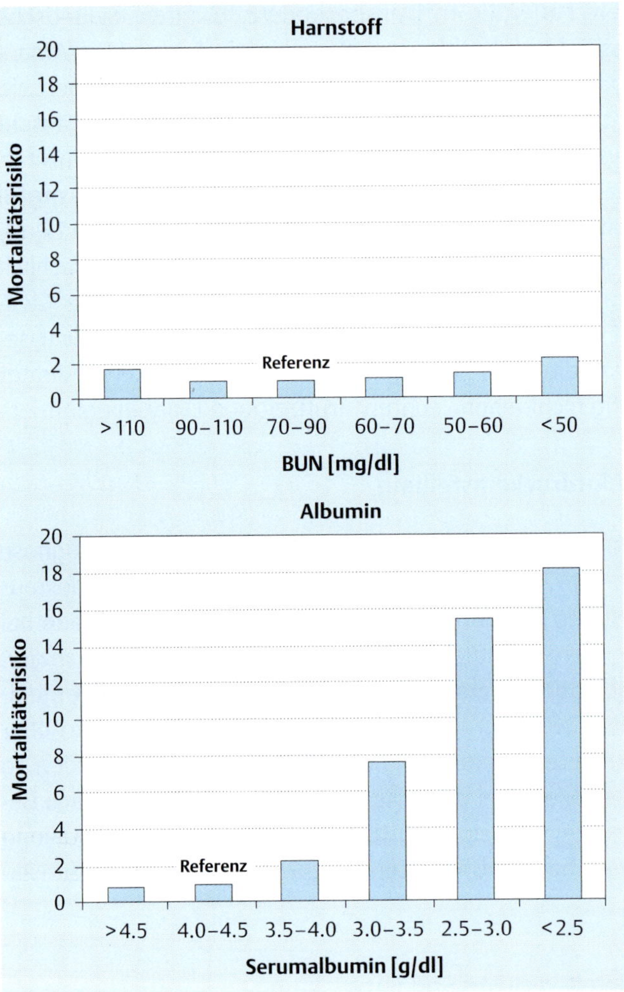


Abb. 9.**1** Einfluss von Harnstoff- und Serumalbuminspiegel auf das Sterberisiko (nach Lowrie und Lew, 1991).

Konsequente Behandlung urämischer Komplikationen.

Diabetische Patienten haben unabhängig von ihrer Niereninsuffizienz ein hohes kardiovaskuläres Risiko. Zusätzliche nephrologische Probleme wie entgleister Blutdruck und Entwicklung eines nephrotischen Syndroms steigern das Gefäßrisiko dieser Patienten immens. Die konsequente Behandlung dieser Komplikationen im Stadium der präterminalen Niereninsuffizienz ist daher entscheidend für die spätere Prognose der Patienten. Eine unzureichende Behandlung einer dieser Gefäßrisikofaktoren führt zu einer raschen Progredienz der angiopathischen Veränderungen. Dieser Aspekt sollte bei der Entscheidung über den Dialysebeginn der Patienten unbedingt individuell mit berücksichtigt werden. Die bloße Entscheidung anhand allgemeiner Laborgrenzwerte ist falsch und berücksichtigt nicht das unterschiedlich stark vorhandene Risiko des nierenkranken Diabetikers. Im Idealfall wird der Patient frühzeitig dem Nephrologen vorgestellt und kontinuierlich interdisziplinär weiterbetreut. So kann frühzeitig mit dem Patienten und seinen Angehörigen diskutiert werden, welches Nierenersatzverfahren am besten auf die individuellen Bedürfnisse abgestimmt werden kann. Leider sind diese Fälle auch heute noch keinesfalls Routine. Oftmals werden Diabetiker notfallmäßig in Kliniken eingeliefert und müssen unter dem Bild einer „akuten Urämie“ erstmalig dialysiert werden. Möglicherweise ist die oben angesprochene, oft anzutreffende falsch-niedrige Serumkreatininkonzentration mit verantwortlich dafür, dass viele Diabetiker erst zu spät in einem nephrologischen Zentrum vorgestellt werden. Es wird oftmals auch davon ausgegangen, dass gerade bei älteren Typ-2-Diabetikern die Entwicklung einer Niereninsuffizienz als dem Lebensalter und Krankheitsgrad entsprechend noch als „normal“ angesehen und eine nephrologische Mitbetreuung als verfrüht angesehen wird.

Zur frühzeitigen Aufklärung und Auswahl des entsprechenden Nierenersatztherapieverfahrens gehört die Untersuchung auf gängige Kontraindikationen für Peritoneal- oder Hämodialyseverfahren. Zeigt der Patient aufgrund medizinisch objektivierbarer Daten gleich gute Voraussetzungen für beide Verfahren, sollte aufgrund seiner häuslichen und persönlichen Situation dem Patienten nach ausführlicher Aufklärung die Entscheidung überlassen werden. Eine spezifische Vorbereitung der Therapie kann bei Peritonealdialysepatienten erst unmittelbar bei Erreichen der Dialyseindikation beginnen, da eine prophylaktische Katheteranlage natürlich nicht möglich ist. Akute, unvorhergesehene Verschlechterungen der Nierenfunktion erfordern als Übergangslösung eine kurzzeitige Hämodialyse über einen zentralvenösen Zugang.

Frühzeitige Aufklärung und Auswahl eines entsprechenden Nierenersatztherapieverfahrens sind indiziert.

## 9.3 Anlage der arteriovenösen Fistel

Bei Hämodialysepatienten sollte mit Erreichen einer höhergradigen Niereninsuffizienz eine prophylaktische Shuntanlage erfolgen, sofern dies mit natürlichen Gefäßen möglich ist. Nach Anlage einer arteriovenösen Fistel hat dieses neue Gefäß somit genug Zeit sich auszubilden, um im Bedarfsfall eine gute Punktionsstrecke zu bieten. In diesem Stadium bedeutet die funktionierende arteriovenöse Fistel einen zusätzlichen Sicherheitsaspekt für den Patienten, da nunmehr sofort bei Auftreten akuter Beschwerden im Bedarfsfall mit der Therapie begonnen werden kann. Diese Situation ist für den Patienten sicherlich wesentlich günstiger als ein Eintritt ins dialysepflichtige Stadium mittels Akutdialyse über einen

Die funktionierende arteriovenöse Fistel: ein zusätzlicher Sicherheitsaspekt für den Patienten.

zentralvenösen Zugang und daran anschließender Operation eines Gefäßzuganges. Bei sorgfältiger Vorbereitung ist in der Regel der Übergang in ein dialysepflichtiges Stadium ohne weitere stationäre Behandlung möglich. Dem Patienten bleibt weitgehend die Normalität erhalten. Es zeigt sich auch hier, dass die zu späte Mitbehandlung durch ein nephrologisches Zentrum nicht nur den idealen Zeitpunkt zum Therapiebeginn verpassen lässt, sondern dem Patienten neben dem Risiko einer akuten Urämiesymptomatik auch noch einen stationären Aufenthalt zumutet.

Gore-Tex-Prothese so spät wie möglich.

Diabetische Patienten weisen oftmals zarte Gefäße an beiden Armen auf. Die typische diabetische Mediasklerose ist dabei oft durch den im Rahmen der Niereninsuffizienz aufgetretenen Hyperparathyreoidismus mit verstärkt. Die frühzeitige Vorstellung niereninsuffizienter Diabetiker in einem gefäßchirurgischen Zentrum ermöglicht daher die Abklärung, inwiefern primär mit natürlichen Gefäßen gearbeitet werden kann oder aber ob primär eine Gore-Tex-Prothese notwendig ist. Letzteres sollte natürlich die Ausnahme sein. Falls feststeht, dass bereits mit einer Gore-Tex-Prothese begonnen werden muss, sollte bei diesen Patienten aufgrund der geringeren Haltbarkeit eines solchen Gefäßzuganges eine Shuntanlage ausnahmsweise erst so spät wie möglich erfolgen.

Die Abbildungen 9.**2** und 9.**3** zeigen einen ungünstigen, aber doch typischen Verlauf einer Shuntanlage bei einem diabetischen Dialysepatienten. Zunächst wurde versucht möglichst weit distal, d. h. nahe des Hand-

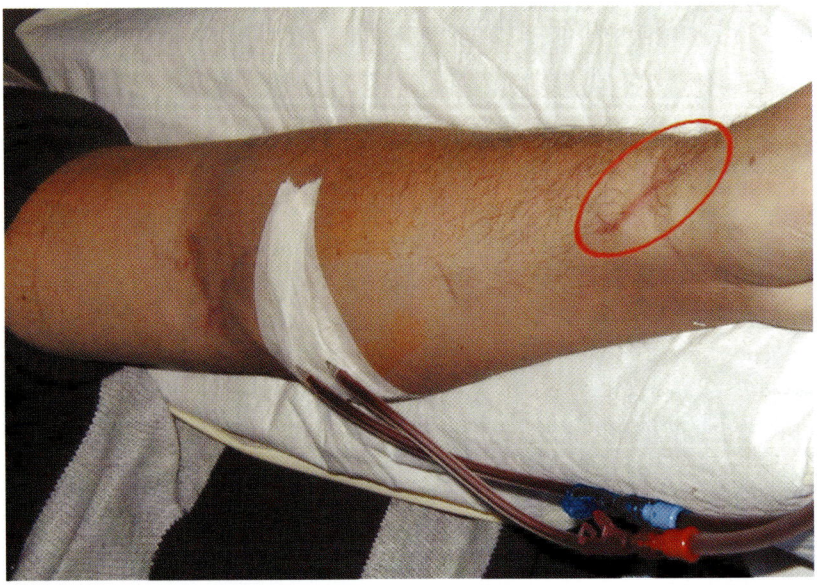

Abb. 9.**2** Nicht geglückte Shuntanlage aufgrund von Gefäßproblemen im Handgelenksbereich.

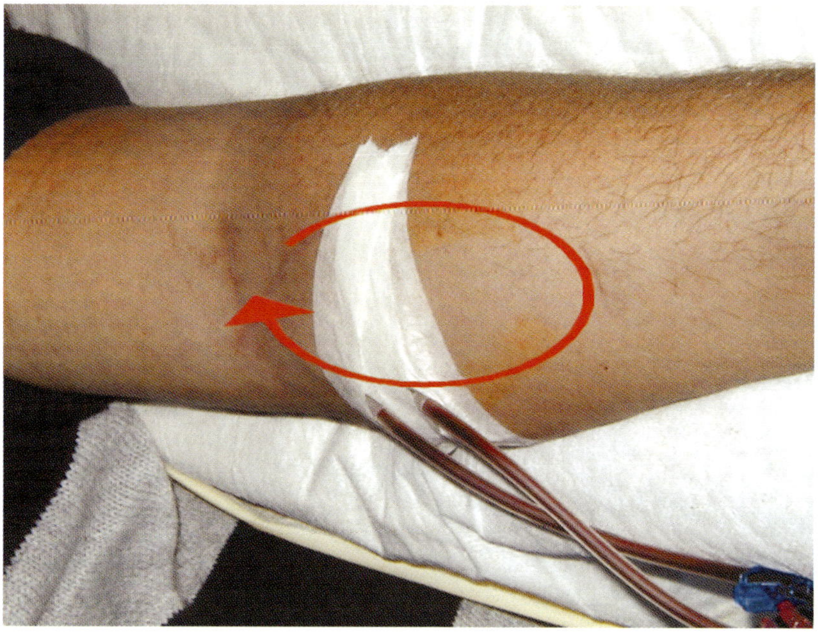

Abb. 9.**3** Sekundäre Anlage eines Gore-Tex-Shunts im Ellenbogenbereich.

gelenkes, eine arteriovenöse Fistel anzulegen. Aufgrund der Mediasklerose des zuführenden Gefäßes kam es zu einem nicht ausreichenden Blutfluss und es entwickelte sich keine Punktionsstrecke. Die Gefäßchirurgen entschlossen sich daher zur Anlage eines Gore-Tex-Loops im Ellenbogenbereich. Generell bleibt festzuhalten, dass die primäre Anlage einer möglichst distalen AV-Fistel bei diabetischen Dialysepatienten aufgrund des vorbestehenden Gefäßschadens selten zum Erfolg führt. Dies ist zwar die richtige Strategie bei nichtdiabetischen Patienten, um Gefäßstrecke zu „sparen", führt jedoch bei diabetischen Dialysepatienten oft zu frustranen Operationen mit entsprechendem Infektionsrisiko.

Eine weitere typische Komplikation zeigen die Abbildungen 9.**4** und 9.**5**. Hier wurde am Oberarm eine zu breite Anastomose angelegt, sodass es weiter distal an der Hand des Patienten zu einem Steal-Phänomen kam. Dies führte zu ischämischen Schmerzen in der Hand und letztendlich auch zu einer Fingergangrän. Es kam erst zu einer Abheilung des Fingers, nachdem zuvor der Shuntfluss durch eine sogenannte Banding-Operation reduziert wurde.

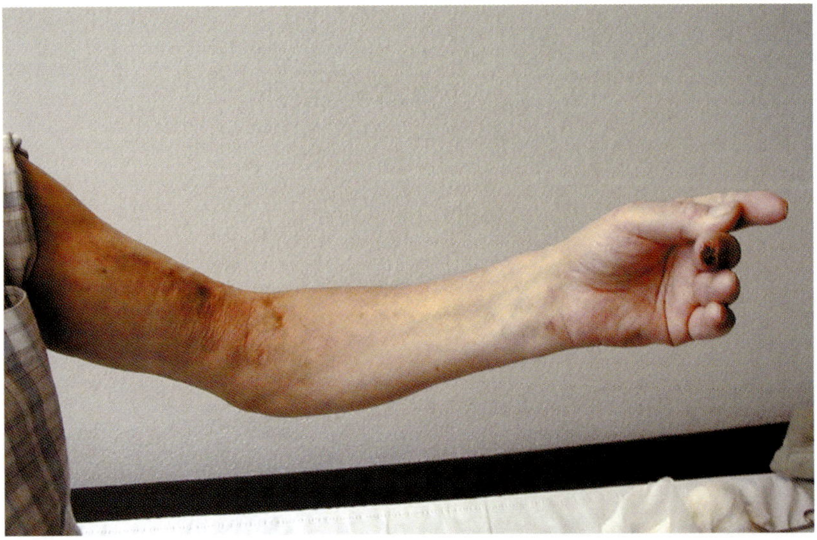

Abb. 9.**4** Zu breit angelegte Oberarm-Anastomosen können zu Steal-Phänomenen führen.

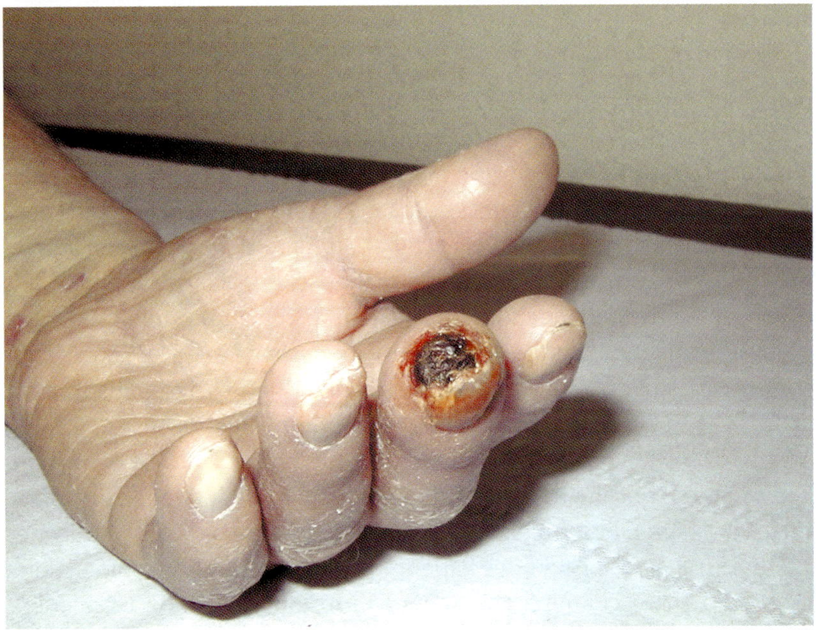

Abb. 9.**5** Fingergangrän bei Steal-Phänomenen (Patient aus Abb. 9.**4**).

Eine Handgangrän kommt fast ausschließlich bei diabetischen Dialysepatienten vor. Es kann dabei sehr schnell zu Infektionen kommen mit dem Risiko der Sepsis oder der Amputation. Ein schwerer vorbestehender Gefäßschaden kann eine Shuntanlage bei diabetischen Patienten unmöglich machen. Bei der Vorbereitung der Nierenersatztherapie ist es daher unumgänglich die Gefäßsituation des Patienten zu überprüfen. Bei ausgeprägten Gefäßveränderungen sollte die Hämodialyse nicht die 1. Wahl der Nierenersatztherapie sein.

## 9.4 Vorbereitung der Transplantation

Bereits im präterminalen Stadium soll die Möglichkeit einer Transplantation eingehend mit dem Patienten und gegebenenfalls mit seinen Angehörigen erörtert werden. Eine gelungene Transplantation stellt unzweifelhaft das beste Ergebnis der Nierenersatztherapie bei Patienten dar. Die Aufnahme des Patienten ins Transplantationsprogramm ist dann möglich, wenn eine Reihe von Voruntersuchungen ergeben hat, dass keine Kontraindikation für die Transplantation besteht. Die Liste der Voruntersuchungen kann in den einzelnen Transplantationszentren unterschiedlich sein. In einigen Transplantationszentren werden beispielsweise diabetische Dialysepatienten nur nach vorheriger invasiver Koronardiagnostik ins Transplantationsprogramm aufgenommen, um in Anbetracht der bekannten hohen kardiovaskulären Mortalität zuvor ein höheres Gefäßrisiko auszuschliessen. Allen Vorbereitungslisten gemeinsam ist das Bestreben okkulte Erkrankungen oder Risikofaktoren präoperativ und vor einer langandauernden Immunsuppression auszuschließen. Dazu gehören chronische Infekte und onkologische Erkrankungen. Die Patienten müssen daher interdisziplinär untersucht werden, das heißt Vorstellungen bei HNO-Ärzten, Neurologen, Augenärzten etc. sind notwendig. Die genauen Transplantationsvorbereitungslisten sind bei den örtlichen Transplantationszentren erhältlich. Die Qualifikationsvoraussetzungen zur Durchführung von Blutreinigungsverfahren gemäß § 135 Absatz 2 SGB V schreiben allen nephrologisch-tätigen Ärzten zwingend vor, mit einem Transplantationszentrum zu kooperieren, so dass jeder Nephrologe und Dialysearzt eine entsprechende Organisationsform zur Vorbereitung einer Transplantation nachweisen muss.

Frühzeitige Erörterung der Transplantationsmöglichkeiten und Risiken.

Nach vorbereitenden Gesprächen und Untersuchungen gilt es, zunächst diejenigen Patienten herauszufinden, die für eine Transplantation primär geeignet sind. Mit diesen Patienten sollten die heutigen Möglichkeiten der Transplantation eingehend erörtert werden. Neben der isolierten

Kombinierte Pankreas-/Nierentransplantation: zunehmend wichtig bei Typ-1-Diabetikern.

Nierentransplantation ist für Typ-1-Diabetiker zunehmend die kombinierte Pankreas-Nierentransplantation eine wichtige und neue Therapieoption, die in jüngster Zeit zunehmend ermutigende Ergebnisse liefert. Ebenfalls von zunehmender Bedeutung ist die Möglichkeit der Lebend-Transplantation. Hier ist neben der verwandten Nierenspende auch die sogenannte „Liebe-motivierte" Lebendspende durch Ehepartner zu diskutieren. Der Vorteil einer solchen Transplantation liegt sicherlich darin, dass eine lange Wartezeit auf ein geeignetes Organ vermieden werden und ein optimaler Zeitpunkt für eine Transplantation abgestimmt werden kann.

Neben den Vorteilen der Transplantation sollte auch auf das Risiko eines solchen Eingriffes hingewiesen werden. Für nichtdiabetische Patienten sind spezielle Probleme zu beachten, die nach einer Transplantation auftreten können. Hierzu zählt die **Cortison**-Therapie, die nach der Transplantation bei fortbestehender diabetischer Grundkrankheit oft zu einer negativen Beeinflussung des Stoffwechsels führen kann. **Tacrolismus** als weitere immunsuppressive Substanz kann in hoher Dosierung eine diabetogene Wirkung zeigen. Schließlich kann **Ciclosporin** zu einer Progression der Sklerose kleiner Blutgefäße beitragen, sodass sich diabetische mikroangiopathische Veränderungen unter einer solchen Therapie weiter verschlechtern können.

Denjenigen Patienten, denen aufgrund bestehender Kontraindikationen bereits primär die Aussicht auf eine Transplantation verwehrt werden muss, sollte von Anfang an eine konsequente Planung ihrer neuen Lebenssituation ermöglicht werden. Jeder Patient muss das Gefühl haben, dass „es weitergeht".

## 9.5 Erhebung eines Ausgangsstatus

Zur Vorbereitung der Therapie gehört neben den dialysespezifischen Maßnahmen auch die Erhebung des Ausgangsstatus vor Dialysebeginn. In den nachfolgenden Abschnitten wird auf die Verschlimmerung und Beschleunigung diabetisch spezifischer Komplikationen unter der Dialysetherapie eingegangen. Eine Quantifizierung und Beurteilung dieser Progression ist nur möglich, wenn vor Aufnahme der Therapie eine Ausgangsuntersuchung erfolgt. Der Schwerpunkt dieser Untersuchung liegt aufgrund der hohen kardiovaskulären Mortalität auf dem Gefäßrisiko der Patienten. Die in der Anlage beigefügte Checkliste stellt einen Vorschlag dar, wie diese Ausgangsuntersuchung dokumentiert und der weitere Verlauf protokolliert werden kann.

### Literatur


Carroll L. L., Tzamaloukas A. H., Scremin A. E., Eisenberg B.: Hand dysfunction in patients on chronic hemodialysis. Int. J. Artif. Organs 1993; 16: 694–699

Friedman E. A., Miles A. M. V.: Dialytic management of diabetic uremic patients. In: Winchester J. F., Jacobs C., Kjellstrand C. M., Koch K. M. (Ed.): Replacement of Renal Function by Dialysis. 4th ed. Dordrecht: Kluwer, 1996: 935–953

Hauner H., von Ferber L., Köster I.: Ambulante Versorgung von Diabetikern. Dtsch. Med. Wschr. 1994; 119: 129–134

Hudu O., Dawood M., Hornel P., Friedmann E.: Excess morbidity in patients starting ureniatherapy without prior care by o. nephrologist. JASN 1996; 7: 1449 a

Hye R. J., Wolf Y. G.: Ischemic monomelic neuropathy: An underrecognized complication of hemodialysis access. Ann. Vasc. Surg. 1994; 8: 578–582

Kjellstand D. M., Simmons R. L., Goetz F. C., Clein M. B., Buselmeier T. J., Najarian J. S.: Mortality and morbidity in diabetic patients accepted for renal transplantation. Proc. Eur. Dial. Transplant. Assoc. 1972; 9: 345–358

Koch M., Tschöpe W. Ritz E.: Ist die Betreuung niereninsuffizienter Diabetiker in der prädialytischen Phase verbesserungsbedürftig? Dtsch. Med. Wschr. 1991: 16: 1543–1548

Malangone J. M., Abuelo J. G., Pezzullo J. C., Lund K., McGloin C. A.: Clinical and laboratory features of patients with chronic renal disease at the start of dialysis. Clin. Nephrol. 1989; 31: 77–87

Markell M. S.: Hemodialysis for end-stage diabetic nephropathy. In: Nissenson A. R., Fine R. N. (Ed.): Dialysis Therapy. 2nd ed. Philadelphia: Hanley & Belfus, 1993, 319–322

Pommer W., Bressel F., Chien F., Malzahn M.: Epidemiologie und Behandlungsqualität der diabetischen Nephropathie (DNP). Nieren- und Hochdruckkrankheiten 1996; 25: 443 a

Redfern A. B., Zimmermann N. B.: Neurologic and ischemic complications of upper extremity vascular, access for dialysis. J. Hand Surg. [Am] 1995; 20: 199–204

Riggs J. E., Moss A. H., Labosky D. A., Liput J. H., Morgan J. J., Gutmann L.: Upper extremity ischemic monomelic neuropathy: A complication of vascular access procedures in uremic diabetic patients. Neurology 1989; 39; 997 – 998

Ritz E., Mogensen C. E., Cordonnier D.: Diabetic nephropathy. In: Oxford Textbook Clinical Nephrology, OUP (in press)

Tzamaloukas A. H.: Diabetes. In: Daugirdas J. T., Ing T. S. (Ed.): Handbook of Dialysis. 2nd ed., Boston: Little, Brown, 1994, 422 – 432

Tzamaloukas A. H., Murata G. H., Harford A. M., Sena P., Zager P. G., Eisenberg B., Wood B., Simon D., Goldmann R. S., Kanig S. P., et al.: Hand gangrene in diabetic patients on chronic dialysis. ASAIO Transl. 1991; 37: 638 – 643

Valji K., Hye R. J., Roberts A. C., Oglevie S. C., Ziegler T., Bookstein J. J.: Hand ischemia in patients with hemodialysis access grafts: Angiographic diagnosis and treatment. Radiology 1995; 196: 697 – 701

# 10 Diabetesspezifische Probleme bei Dialysetherapie – Dialysebedingte Zweiterkrankungen bei Diabetes mellitus

Auf die speziellen Anpassungsprobleme der Diabetestherapie bei fortgeschrittener Niereninsuffizienz und unter Dialysetherapie wurde bereits ausführlich in Kapitel 7 eingegangen.

Ein Patient mit fortgeschrittener Niereninsuffizienz auf dem Boden einer diabetischen Nephropathie leidet in den meisten Fällen auch an weiteren diabetischen Spätkomplikationen. Die weitere Entwicklung dieser Spätkomplikation hängt in erster Linie vom Verlauf der Grundkrankheit ab, das heißt von der Güte der diabetischen Stoffwechseleinstellung und ggf. vom Erfolg der Blutdruckeinstellung. Mögliche Nebenwirkungen und Risiken der Dialysetherapie beschleunigen jedoch den Verlauf diabetischer Spätkomplikationen ebenso wie diabetische Spätkomplikationen das Auftreten und den Verlauf dialysebedingter Zweiterkrankungen beschleunigen können. So sind kardiovaskuläre Erkrankungen die häufigste Todesursache bei nicht-diabetischen Dialysepatienten und bei Diabetikern. Dies mag verdeutlichen, wie hoch das Risiko für Gefäßerkrankungen erst bei Patienten ist, die an Diabetes mellitus erkrankt sind und unter einer Dialysetherapie stehen. In den folgenden Kapiteln sollen verschiedene Aspekte des diabetischen Spätsyndromes und dialysebedingter Zweiterkrankungen genauer betrachtet werden.

## 10.1 Diabetische Retinopathie

Bei den meisten diabetischen Patienten, die eine Hämodialysetherapie beginnen, besteht eine Retinopathie. Während insgesamt etwa 40 % der insulinbehandelten Diabetiker und 5 % der nicht-insulinbehandelten Diabetiker eine proliferative diabetische Retinopathie entwickeln, findet man bei urämischen diabetischen Patienten in 97 % eine Background- oder proliferative Retinopathie und in 25 – 30 % sogar eine Amaurosis. Es liegt nahe, dass die Koinzidenz einer schweren diabetischen Retinopathie und einer diabetischen Nephropathie zur Inauguration eines „diabetischen Renal-retinalen-Syndroms“ geführt hat. Nach Beginn einer Nierenersatztherapie wurde wiederholt ein weiterer Verlust der Sehfähigkeit bei diabetischen Patienten festgestellt. In den vergangenen Jahren wurde

Diabetisches Renal-retinales-Syndrom.

Unter Heparin bei Hämodialyse keine gehäuften Blutungen.

diesbezüglich oftmals postuliert, dass gerade bei Hämodialyse durch den Einfluss der intermittierenden Heparinisierung häufiger Netzhautblutungen oder Glaskörperblutungen vorkommen und daher eine heparinfreie Peritonealdialyse zu bevorzugen sei. Dies kann jedoch aufgrund der jetzt vorliegenden Studienlage sicher ausgeschlossen werden. Der Verlauf der diabetischen Retinopathie ist vielmehr davon abhängig, wie lange die diabetische Grundkrankheit besteht, wie gut die Stoffwechseleinstellung ist und wie gut der Blutdruck eingestellt ist. Gerade bei letzterem kann die Hämodialyse gute Dienste erweisen, indem sie durch Volumenregulation zu einer besseren Beeinflussung des Blutdruckes führt und auch direkt dazu beitragen kann, dass sich ein Makula-Ödem zurückbildet. Durch die bessere Blutdruckeinstellung und durch die Einführung der Laser-Photo-Koagulation konnte der Visusverlust bei diabetischen Patienten mit proliferativer Retinopathie deutlich verringert werden. Die Verwendung von niedermolekularem Heparin bei der Hämodialyse hat bzgl. des Verlaufes der diabetischen Retinopathie keinen gesicherten Vorteil gegenüber der Verwendung einer normalen Heparinlösung.

## 10.2 Diabetische Neuropathie – urämische Neuropathie

Zusätzliche urämische Neuropathie.

Die periphere sensomotorische und autonome Neuropathie des Diabetikers wird in vielen Fällen durch eine zusätzliche urämische Neuropathie verschlechtert. Es besteht eine deutliche subjektive klinische Symptomatik mit Kribbelparästhesien und Spitz-/Stumpf-Diskriminierungsstörungen. Zusammen mit der bei vielen Dialysepatienten anzutreffenden **Restless-Legs-Symptomatik** ergibt sich ein komplexes Krankheitsbild und eine therapeutische Herausforderung. Bei extrem schlechter diabetischer Stoffwechseleinstellung imponiert oft die schmerzhafte distale **sensomotorische Polyneuropathie**. Therapeutisch steht hierbei die Verbesserung des Glukosestoffwechsels im Vordergrund und erst eine gute Stoffwechseleinstellung mit $HbA_{1c}$-Werten unter 7,0% erreicht nach mehreren Monaten eine Besserung der Symptomatik. Bestehen ausgeprägte neuropathische Beschwerden bei befriedigenden oder guten $HbA_{1c}$-Werten, ist möglicherweise eine urämische Neuropathie im Vordergrund stehend. In diesem Fall muss überprüft werden, ob die Dialysedosis noch adäquat ist oder ob diese durch eine Verlängerung der Therapiezeit angepasst werden muss. Steht eine Restless-Legs-Symptomatik im Vordergrund, so handelt es sich weniger um eine periphere Neuropathie, sondern um eine ursächlich noch weitgehend unbekannte zentralnervöse Störung im Zusammenhang mit der Urämie. In diesen Fällen wurde oft eine intensivierte Nierenersatztherapie vorgeschlagen, bei-

Glukosestoffwechsel kontrollieren.

Dialysedosis überprüfen.

spielsweise durch bessere Entfernung von Mittelmolekülen mittels Hämodiafiltration. Symptomatisch wird zunehmend zur Therapie der Restless-Legs-Symptomatik Levodopa verabreicht. Bei der schmerzhaften peripheren sensomotorischen Neuropathie werden Therapieversuche mit trizyklischen Antidepressiva (Amitriptylin) oder antikonvulsiven Substanzen (z.B. Carbamazepin) vorgeschlagen. Der Einsatz von α-Liponsäure ist aufgrund der bisherigen Datenlage indifferent zu beurteilen. Therapieerfolge sind hier am ehesten durch die intravenöse Kurzinfusion zu erwarten.

Ein **Karpaltunnelsyndrom** tritt bei vielen Dialysepatienten auch ohne diabetische Grunderkrankung auf. Eine typische klinische Symptomatik lässt sich durch eine entsprechende Untersuchung der Nervenleitgeschwindigkeit rasch bestätigen. Das Auftreten von Karpaltunnelsyndromen wird gehäuft nach längerer Dialysedauer beobachtet. Ein Zusammenhang mit der hygienischen Qualität der Dialysierflüssigkeit wurde nunmehr in einigen Studien postuliert.

Verbesserung der Neuropathie nach Transplantation.

Insgesamt betrachtet kommt es bei mehr als der Hälfte der insulinbehandelten Diabetiker unter Hämodialysetherapie zu einer Verschlechterung der peripheren Neuropathie. Dies ist unter Nierentransplantation nicht der Fall. Aufgrund der jetzigen Studienlage kann davon ausgegangen werden, dass die Neuropathie sich nach Transplantation verbessern kann.

Autonome Neuropathie: Eine besondere klinische Herausforderung.

Hypotonie

Eine besondere klinische Herausforderung stellt die autonome Neuropathie bei Diabetikern unter Dialysebedingungen dar. Neben der **Gastroparese** und **Diarrhö** ist insbesondere die **Hypotension** von herausragender Bedeutung. War zuvor die arterielle Hypertonie ein Hauptproblem der Behandlung, so zeigt sich mit zunehmender Dauer unter Dialyseeinfluss die kaum beherrschbare Hypotonie unter Volumenentzug. Durch die periphere Vasoplegie sind Patienten mit diabetischer autonomer Neuropathie nicht mehr in der Lage, eine adäquate Vasokonstriktion oder -dilatation durchzuführen, so dass es insbesondere unter dem notwendigen Volumenentzug bei Hämodialyse zu einer deutlichen Kreislaufdestabilisierung kommen kann. Darüber hinaus kommt es oft zu einer orthostatischen Hypotension, wobei zusätzlich das Fehlen eines reflektorischen Herzfrequenzanstieges für die klinische Symptomatik mit verantwortlich ist. Auf therapeutische Möglichkeiten unter Dialysebedingungen wird in dem Kapitel „Festlegung des Dialyseregimes“ noch eingegangen werden.

Gastroparese

Die diabetische Gastroparese macht insbesondere die Insulintherapie zu einem großen Problem. Sinnvolle Ess-Abstände sind kaum einzuhalten, da die verzögerte Resorption der Kohlenhydrate gegebenenfalls zu einer frühen Hypoglykämie durch die zu schnell einsetzende Insulinwirkung führen kann mit einer darauffolgenden Hyperglykämie. Das häufige Einnehmen kleiner Mahlzeiten kann hier für Abhilfe sorgen. In schweren Fällen ist ein Therapieversuch mit Erythromycin-Saft möglich oder es kommt ein Therapieversuch mit Metroclopramid-Tropfen in Frage. Cisaprid ist durch das Auftreten unerwünschter Herzrhythmusstörungen diesbezüglich nicht mehr generell zu empfehlen und wurde bereits vom Markt genommen.

Diarrhö

Ein weiteres Problem der autonomen diabetischen Neuropathie stellt die diabetische Diarrhö dar. Oft kommt es nach einer Obstipation zu explosiven Darmentleerungen, die gerade unter Hämodialysebedingungen zu einem quälenden Ereignis für den Patienten werden. Diese klinische Symptomatik wird verstärkt durch die Benutzung von Süßstoffen und Glukoseaustauschstoffen. Oftmals nehmen diabetische Patienten größere Mengen Sorbitol zu sich, was per se zu einer Diarrhö führen kann. Im Zusammenhang mit einer diabetischen autonomen Neuropathie ist dies oft äußerst unangenehm. Auch eine Therapie mit Acarbose führt zu Flatulenz, Oberbauchbeschwerden und gegebenenfalls Diarrhö. Auch dies sollte unter einer bestehenden diabetischen autonomen Neuropathie mit Diarrhö vermieden werden.

Blasenentleerungsstörung

Von besonderer Bedeutung ist die Blasenentleerungsstörung bei autonomer diabetischer Neuropathie. Insbesondere nach einer Nierentransplantation kann eine solche Störung zu einer Hydronephrose führen und die transplantierte Niere schädigen. Ein Blasen-Trainingsprogramm kann hier gegebenenfalls eine Verbesserung herbeiführen. Tabelle 10.**1** fasst noch einmal die therapeutischen Optionen bei den verschiedenen Formen der diabetischen und/oder urämischen Neuropathie zusammen.

Tab. 10.1 Therapieformen bei diabetischer/urämischer Neuropathie.

| Komplikationen | Symptomatik | Ursache | Therapie |
|---|---|---|---|
| „restless legs" | Zucken und Unruhezustand der Beine, insbesondere in Ruhe | zentralnervöse Schädigung bei Urämie, mangelhafte Mittelmolekül-Clearance? | Levodopa |
| Karpaltunnel-Syndrom | „Schwurhand"-Syndrom Schmerzen in Finger I – III und Parästhesien | mangelhafte Mittelmolekül-Clearance? Endotoxinhaltige Dialysierflüssigkeit? | Cortison-Injektion in Karpaltunnel? Chirurgie |
| sensomotorische Neuropathie | Parästhesien und Schmerzen, Ameisenlaufen, Kribbeln, vorzugsweise in den Beinen | schlechte diabetische Stoffwechseleinstellung und/oder nicht adäquate Dialyse | bessere Stoffwechseleinstellung! höhere Dialysedosis symptomatisch Amitriptylin 25 – 75 mg/d Carbamazepin 100 – 300 mg/d |
| autonome Neuropathie | Gastroparese, Diarrhö Blasenentleerungsstörung arterielle Hypotonie | schlechte diabetische Stoffwechseleinstellung und/oder nicht adäquate Dialyse Vasoplegie, fehlende Vasokonstriktion | bessere Stoffwechseleinstellung! höhere Dialysedosis Metoclopramid vor den Mahlzeiten? Cave Cisaprid! Erythromycin Therapieversuch s. Kap. 11 |

## 10.3 Diabetischer Fuß – Dialysefuß

Das diabetische Fußsyndrom im engeren Sinne wird auf eine Neuroarthropathie zurückgeführt. Der Neurologe J. M. Charcot hatte 1868 erstmalig ein Krankheitsbild beschrieben, das aufgrund einer Neuroarthropathie zu Fußveränderungen geführt hatte. Diese Neuroarthropathie ist nicht für Diabetes spezifisch, sondern wurde von Charcot ursprünglich bei Patienten mit Tabes dorsalis beschrieben. Erst Jordan hatte 1936 einen Charcot-Fuß auch bei Diabetikern beschrieben. Eine Entität eines „Dialysefußes" ist in diesem Sinne noch nicht dargestellt worden, wenngleich auch viele nichtdiabetische Dialysepatienten unter eindeutigen Fußveränderungen leiden.

„Dialysefuß?"

Das klinische Bild des akuten diabetischen Fuß-Syndroms zeigt einen roten überwärmten und geschwollenen Fuß mit dilatierten Gefäßen, der oft mit einer Phlegmone oder einer Osteomyelitis verwechselt werden kann. Im Gegensatz dazu sind diese Fußveränderungen bei Vorliegen einer diabetischen Neuroarthropathie oft schmerzlos. Im weiteren Verlauf zeigt sich weiterhin ein erhöhter Blutfluss im Bereich der betroffenen Fußregion, was zu einer erhöhten Knochenresorption und Erweichung führt. Bei einigen Gelenken kann es zu Subluxationen kommen. Röntgenologisch können Osteolysen und kortikale Knochendefekte nachgewiesen werden, wie sie auch bei renaler Osteopathie vorkommen können. Die Therapie der diabetischen Neuroarthropathie stellt mittlerweile in vielen diabetologischen Zentren ein großes Problem dar. Die Zahl der Patienten mit Fußproblemen steigt stetig an. Dabei ist die enge Beziehung zwischen peripherer Neuropathie und Neuroarthropathie allgemein bekannt. Der Verlust einer protektiven Sensibilität, fehlende Muskeleigenreflexe und eine allgemeine Muskelschwäche führen zu einer Verstärkung der Symptomatik. Die Patienten haben eine eingeschränkte Schmerzempfindung, es kommt zu einer Druckbelastung und dadurch zu einer weiteren mechanischen Beeinträchtigung des Knochens und des Bindegewebes. Fußulzera sind die Folge.

Zunahme der Fußprobleme.

Zusätzlich zu dieser neuroarthropathischen Schädigung kommt oft ein angiologisches Problem durch makro- und mikroangiopathische Schäden. Stenosen der großen Blutgefäße sind bei diabetischen Dialysepatienten nicht selten und führen zu einer Ischämiesymptomatik. Bei vorbestehenden Ulzerationen führt die schlechte Durchblutungssituation zu einer schlechten Abheilungsrate. Amputationen sind daher weltweit bei diabetischen Dialysepatienten aufgrund zu spät einsetzender prophylaktischer Maßnahmen sehr häufig. So wird in einer amerikanischen Studie eine progressive ischämische Gangrän in 41,4 Fällen pro 1000 Patientenjahren festgestellt bei Diabetikern unter Hämodialysetherapie, während dies nur in 7,1 Fällen pro 1000 Patientenjahren bei nichtdiabetischen Dialysepatienten gesehen wird und in 0,14 Fällen pro 1000 Patientenjahren bei Diabetikern ohne Nierenerkrankung. Die typische Mediasklerose diabetischer Patienten wird durch den Einfluss des sekundären Hyperparathyreoidismus unter chronischer Niereninsuffizienz oft weiter verschlechtert. Ein hohes Kalzium/Phosphatprodukt bedeutet ein hohes Atheroskleroserisiko. Ursache ist das hohe Kalziumphosphatprodukt bedingt durch zu hohe Phosphataufnahme oder mangelnde Phosphatelimination bzw. -bindung beim Patienten. Zum anderen muss auch diskutiert werden, inwiefern funktionell durch die notwendige Erythropoetintherapie möglicherweise eine Verschlechterung der Rheologie induziert wird. Hierzu stehen kontrollierte Studien jedoch noch aus.

Nach wie vor hohe Amputationsrate.

Kalzium × Phosphat ↑ = Atherosklerose

Jeder diabetische Fuß ohne offensichtliche Läsionen sollte zumindest einmal pro Woche gründlich auf kleinste Rhagaden oder eingewachsene

Nägel untersucht werden. Die Füße sollten täglich gewaschen und gut getrocknet werden. Die Patienten dürfen keine engen Schuhe tragen. In vielen Fällen hat sich das Tragen sogenannter Prophylaxe-Schuhe bewährt, die eine punktuelle Druckbelastung vermindern. Patienten mit eingeschränktem Visus dürfen nicht alleine Fußpflege betreiben. Die Pediküre mit scharfen Instrumenten sollte unbedingt vermieden werden um Verletzungen und damit Keimeintrittspforten zu vermeiden. Bei Verdacht auf eine Durchblutungsstörung zusätzlich zur Neuroarthropathie sollte frühzeitig eine diagnostische Abklärung angestrebt werden und der Patient rechtzeitig beim Gefäßchirurgen vorgestellt werden. Ist es bereits zu einem infizierten Ulkus gekommen, gelten Vorsichtsmaßnahmen. Die häufigsten Keime bei diabetischen Fuß-Ulzera sind Staphylokokken. Dies sind auch die häufigsten Verursacher von Shunt-Infektionen. Bei offenen Wunden sollten Verbandswechsel und Inspektionen mindestens nach jeder Dialyse erfolgen. Wichtig dabei ist jedoch, dass niemals ein Verbandswechsel bzw. eine Fußinspektion im Dialyseraum erfolgen darf. Eine Verkeimung des Dialyseraumes und Gefährdung der Patienten durch leichtfertige Verbandswechsel sind unbedingt zu vermeiden. Eine zeitgemäße Infrastruktur in einem Dialysezentrum sollte einen geeigneten Raum vorhalten, in dem zeitnah zur Dialysebehandlung aber doch räumlich getrennt von dieser eine Inspektion der Füße erfolgen kann.

Diabetischer Fuß: einmal pro Woche untersuchen.

Cave: Staphylokokken

Verbandswechsel nicht im Dialyseraum!

Die Abbildungen 10.**1** und 10.**2** zeigen eine Gangrän der Großzehe bei diabetischem Fußsyndrom, die schließlich in einer Amputation endete. Abbildung 10.**3** macht deutlich, dass oft nach Abheilung immer wieder die gleichen Stellen zur Entstehung von Druckulzera und Infektionen neigen.

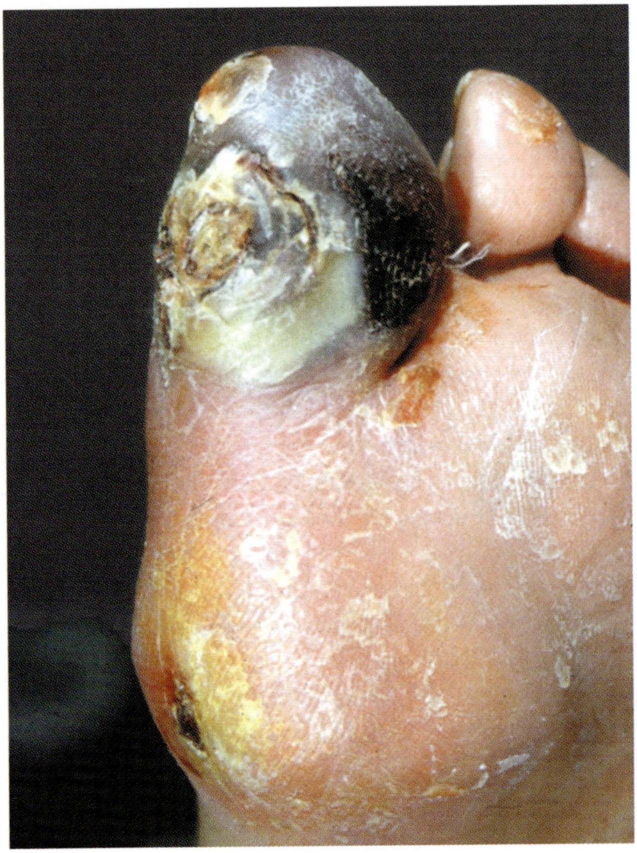

Abb. 10.**1** Gangrän bei diabetischem Fußsyndrom.

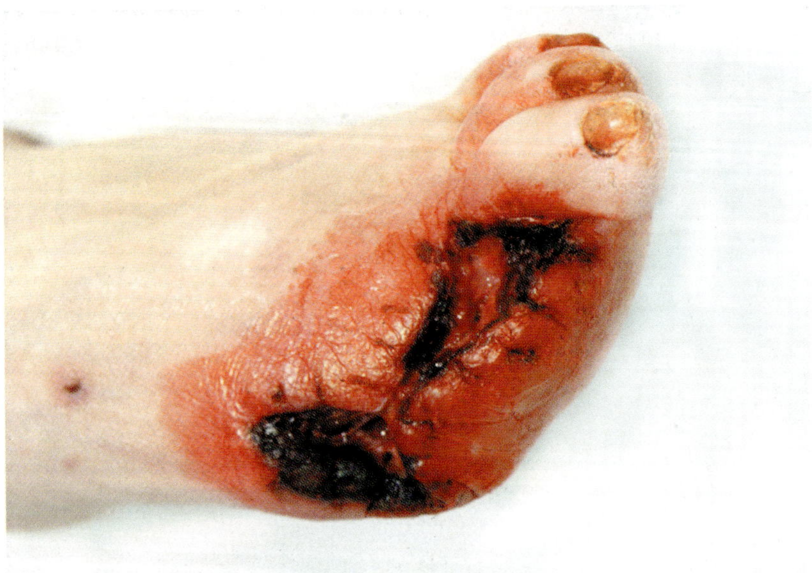

Abb. 10.**2** Gleicher Patient wie Abb. 10.**1**: Zustand nach Amputation.

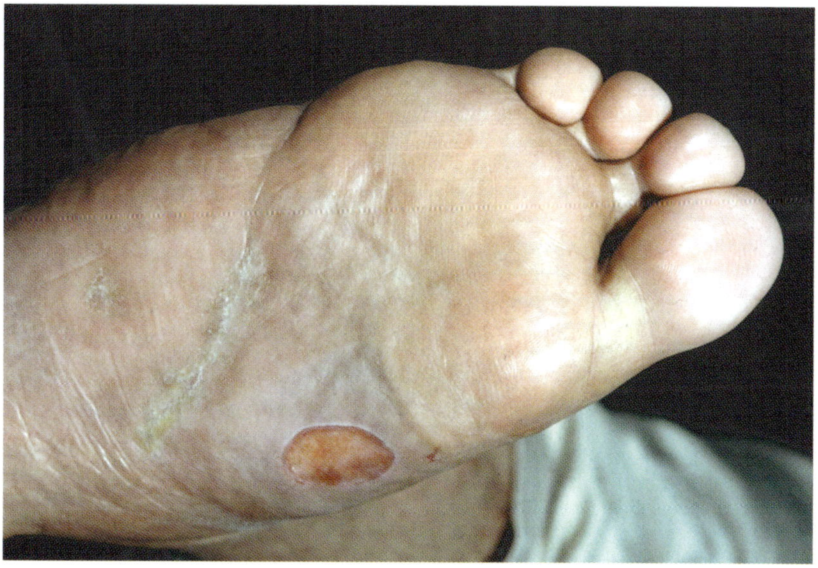

Abb. 10.3 Rezidivierende Druckschädigung.

## 10.4 Kardiovaskuläre Erkrankungen

Häufigste Todesursache bei Dialysepatienten.

Kardiovaskuläre Erkrankungen sind mit Abstand die häufigste Todesursache bei Dialysepatienten. In unserer eigenen Klientel sind sie in bis zu 87% der Fälle für den Tod des Patienten verantwortlich (Tab. 10.2). Bei Typ-2-Diabetikern ist das Risiko einer koronaren Herzkrankheit um den Faktor 2 – 4 erhöht. Dabei ist der Risikoanstieg für Frauen ausgeprägter als für Männer. Zudem sind die Fälle mit fatalem Ausgang nach einem Myokardinfarkt bei Diabetikern wesentlich häufiger als bei Patienten ohne Diabetes. Bei diabetischen Dialysepatienten kommt es nochmals zu einer Risikosteigerung: Ritz et al zeigten, dass bei diabetischen Dialysepatienten das Risiko einer kardiovaskulären Mortalität gegenüber nichtdiabetischen Dialysepatienten nochmals um den Faktor 3 – 4,8 er-

| Ätiologie | Nicht-Diabetiker (n = 343) | Typ-1-Diabetiker (n = 37) | Typ-2-Diabetiker (n = 19) |
|---|---|---|---|
| kardiovaskulär | 66% | 57% | 86% |
| Krebs | 12% | 7% | 14% |
| andere Ursachen | 11% | 21% | – |
| Infektionen | 7% | 7% | – |
| unbekannte Ursachen | 3% | 7% | – |

Tab. 10.2 Todesursachen bei Dialysepatienten (Kleophas et al., 1998).

höht war. Dabei zeigen die Daten des United States Renal Data System eine leicht erhöhte kardiale Todesrate bei Peritonealdialysepatienten gegenüber Hämodialysepatienten. Die Ursachen hierfür sind noch weitgehend ungeklärt.

Was ist die Ursache für dieses erhöhte Risiko diabetischer Dialysepatienten?

Auf die Hypertonie als den wesentlichen Risikofaktor bei Patienten mit Diabetes und Niereninsuffizienz ist ausführlich in Kapitel 6 eingegangen worden. Bei dialysepflichtigen diabetischen Patienten kommt zusätzlich die Hypotonie als kardiovaskulärer Risikofaktor hinzu. Die Bekämpfung hypotensiver Episoden während der Hämodialyse ist daher von besonderer therapeutischer Bedeutung. Hierzu wird im nachfolgenden Kapitel Stellung genommen. Ebenso ist der Einfluss einer zusätzlichen Fettstoffwechselstörung als Risikofaktor immens. Aktuelle Empfehlungen der American Diabetes Association schlagen vor, Fettstoffwechselstörungen bei Patienten mit Diabetes genauso aggressiv zu behandeln wie bei Patienten mit vorbestehender koronarer Herzkrankheit. In Deutschland läuft zur Zeit die groß angelegte 4-D-Studie, in der der Einfluss einer lipidsenkenden Therapie auf die kardiovaskuläre Mortalität und Morbidität bei diabetischen Dialysepatienten untersucht wird.

Ein weiterer Grund für die erhöhte kardiovaskuläre Mortalität könnte darin begründet sein, dass immer noch Diabetiker seltener mit β-Blockern behandelt werden als Patienten ohne Diabetes. Die Ursachen hierfür liegen möglicherweise in der Angst vor unbemerkten Hypoglykämien und der gegebenenfalls negativen Beeinflussung einer Fettstoffwechselstörung unter β-Blocker-Therapie. Die nunmehr nachgewiesene reduzierte Mortalität nach einem Myokardinfarkt unter β-Blocker-Therapie sollte jedoch hier zu einem Umdenken führen.

Als weitere Ursache sollte auch der Einfluss der advanced glycosylation end-products (AGEs) weiter untersucht werden. AGE-Moleküle sind hochreaktiv und können gegebenenfalls einen Gefäßschaden verursachen durch direkte Modifikation der Low-density-Lipoproteine und eine dadurch bedingte Erhöhung ihrer Atherogenität. Des Weiteren wird eine Interaktion mit speziellen Endothel-Rezeptoren (RAGE) und die Induktion hochreaktiver Oxidationsprodukte diskutiert. AGEs kommen verstärkt nach langanhaltender Hyperglykämie vor. Man kann jedoch AGEs auch bei nichtdiabetischen Dialysepatienten feststellen.

Selbstverständlich bleibt auch weiterhin die gute diabetische Stoffwechseleinstellung wichtig: Glykolysiertes Hämoglobin ist weiterhin ein unabhängiger Prädiktor für eine koronare Herzkrankheit.

Von besonderer Bedeutung für das gehäufte Vorkommen kardiovaskulärer Komplikationen scheint jedoch auch die eingeschränkte Möglichkeit der Diagnostik zu sein: Aufgrund der Neuropathie leiden diabetische Patienten selten an typischen Angina-pectoris-Beschwerden, oftmals laufen **stumme Infarkte** ab und klinische Hinweiszeichen, die zu einer invasiven Diagnostik führen könnten, sind insgesamt sehr selten. Die Diagnostik mittels eines Belastungs-EKGs ist eingeschränkt, da diabetische Dialysepatienten aufgrund muskulärer Schwäche selten so weit belastet werden können, dass eine aussagekräftige Diagnostik hieraus entsteht. Eine frühzeitige invasive Diagnostik ist somit in vielen Fällen indiziert. Koch et al. konnten dies mit einer eindrucksvollen Untersuchung nachweisen. Dabei wurden diabetische Dialysepatienten koronarangiographisch untersucht, unabhängig von dem Vorhandensein klinischer Symptome der koronaren Herzkrankheit. In 47% der Fälle wurde eine koronare Atherosklerose festgestellt, in 36% fand sich eine manifeste koronare Herzkrankheit. Angina-pectoris-Beschwerden zeigten sich jedoch nur in 24% der Fälle.

Klinische Hinweiszeichen sind selten.

Neben der Frage der interventionellen Diagnostik stellt sich auch die Frage der interventionellen Therapie. Detre et al. konnten unlängst nachweisen, dass bei Diabetikern eine frühe aorto-koronare Bypassoperation im Vergleich mit der Koronarangioplastie einen äußerst vorteilhaften Einfluss auf die Prognose nach einem akuten Myokardinfarkt bei diabetischen Patienten hat. Auch bei Diabetikern ohne Myokardinfarkt zeigte sich, wenn auch geringer, eine günstigere Wirkung des aorto-koronaren Bypasses gegenüber der Koronarangioplastie. Die Autoren kommen zu dem Schluss, dass Diabetiker mit Mehrgefäßerkrankungen von einer Bypassoperation profitieren.

Vorteile der Bypassoperation gegenüber der Koronardilatation.

## 10.5 Periphere arterielle Verschlusskrankheit

Ähnlich wie die koronare Herzkrankheit ist die periphere arterielle Verschlusskrankheit häufig bei Diabetikern aber auch bei Dialysepatienten anzutreffen. Für die Risikokonstellation gelten dieselben Kriterien wie bei der koronaren Herzkrankheit. Wie bereits besprochen können **Stenosierungen** der großen Beingefäße zusätzlich dazu beitragen, dass neuropathische diabetische Fußulzerationen sich weiter verschlechtern bzw.

keine Abheilungstendenz zeigen. Für die fortgeschrittene periphere arterielle Verschlusskrankheit gilt ebenfalls ähnlich zur koronaren Herzkrankheit, dass eine klinische Symptomatik gegebenenfalls erst sehr spät auftritt oder durch eine diabetische Neuropathie maskiert ist. Die Amputationsrate der unteren Extremität bei Diabetikern unter Hämodialysetherapie liegt zwischen 5 und 25% pro Jahr. Es sollte bedacht werden, dass gerade bei Hämodialysepatienten 3-mal pro Woche Arztkontakte stattfinden. Dabei ist die Gelegenheit gegeben, bei gefährdeten Patienten eine Inspektion der Füße durchzuführen, aus den bereits besprochenen Gründen jedoch niemals im Dialyseraum.

Frühzeitig auf invasive Methoden zurückgreifen.

Fußulkus: vorgeschaltete Atherosklerose ausschließen.

Für die Diagnostik und Therapie der peripheren arteriellen Verschlusskrankheit gilt analog zur koronaren Herzkrankheit, dass bei diabetischen Dialysepatienten frühzeitig auf invasive Methoden zurückgegriffen werden muss. Bei diabetischen Fußulzerationen sollte bei schlechter Abheilungstendenz unbedingt daran gedacht werden, eine vorgeschaltete Atherosklerose der großen Beingefäße auszuschließen.

Bei Diabetikern entwickelt sich in vielen Fällen eine **Mediasklerose**. Auch bei Dialysepatienten ohne Diabetes mellitus ist eine Sklerose der Media häufig zu sehen. Durch den sekundären Hyperparathyreodismus bei chronischer Niereninsuffizienz kommt es zu entsprechenden Störungen des Kalziumphosphatstoffwechsels. Phosphat ist nahezu ubiquitär in der Nahrung vorhanden. Eine ausreichende Phosphatelimination lässt sich auch mit der heutigen Dialysetechnik nicht erreichen. Vom Patienten ist daher eine phosphatarme Diät durchzuführen, bzw. die Einnahme von Phosphatbindern erforderlich, so dass eine Resorption des Nahrungsphosphates reduziert wird. Leider gelingt es in vielen Fällen trotz dieser Maßnahme nicht, bei Dialysepatienten einen Serumphosphatspiegel unter 2 mmol/l zu erreichen. Zusätzlich kann es oft zu einer Erhöhung des Serumkalziumspiegels kommen. Unabhängig von der Kalziumnahrungsaufnahme sind hierfür kalziumhaltige Phosphatbinder oder eine relativ zu hohe Kalziumkonzentration in der Dialysierflüssigkeit verantwortlich zu machen. Insbesondere kann aber auch die Therapie des sekundären Hyperparathyreoidismus mit aktiven Vitamin-D-Metaboliten zu einer weiteren Steigerung des Serumkalziumspiegels beitragen.

Zunächst normale Serum-Phosphat-Spiegel anstreben.

Es ist somit gerade bei diabetischen Patienten mit großer Sorgfalt darauf zu achten, dass zunächst normale Serumphosphatspiegel erreicht werden. Ist dies nachweislich nicht möglich, sollte bei Serumphosphatspiegeln über 2 mmol/l eine Therapie mit aktiven Vitamin-D-Metaboliten pausiert werden, um eine weitere Verschlechterung der Gefäßsituation zu vermeiden. In dieser Situation muss man gegebenenfalls billigend in Kauf nehmen, dass sich unter Auslassen der Vitamin-D-Therapie die renale Osteopathie verschlechtern kann (Abb. 10.**4** – 10.**6**).

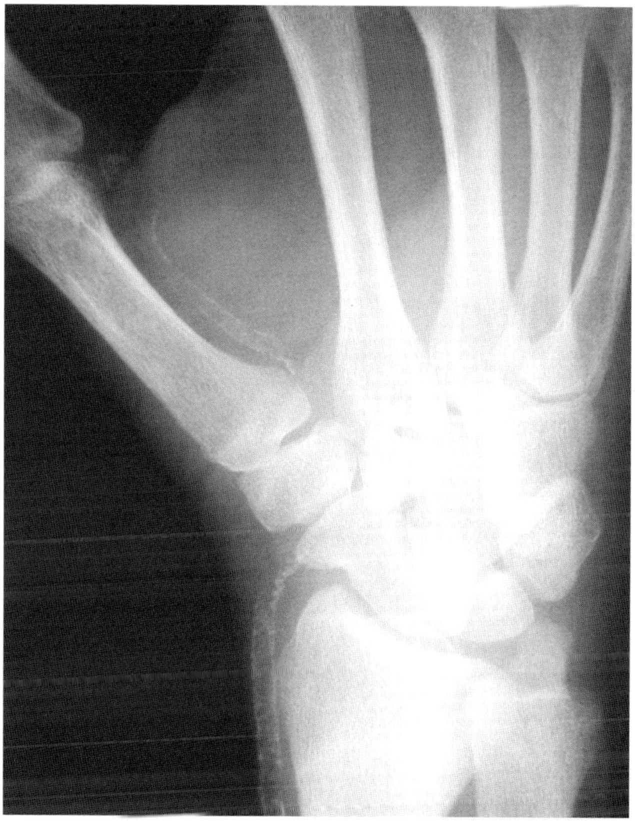

Abb. 10.**4** Mediasklerose der Interdigitalgefäße unter Vitamin-D-Therapie und Hyperphosphatämie.

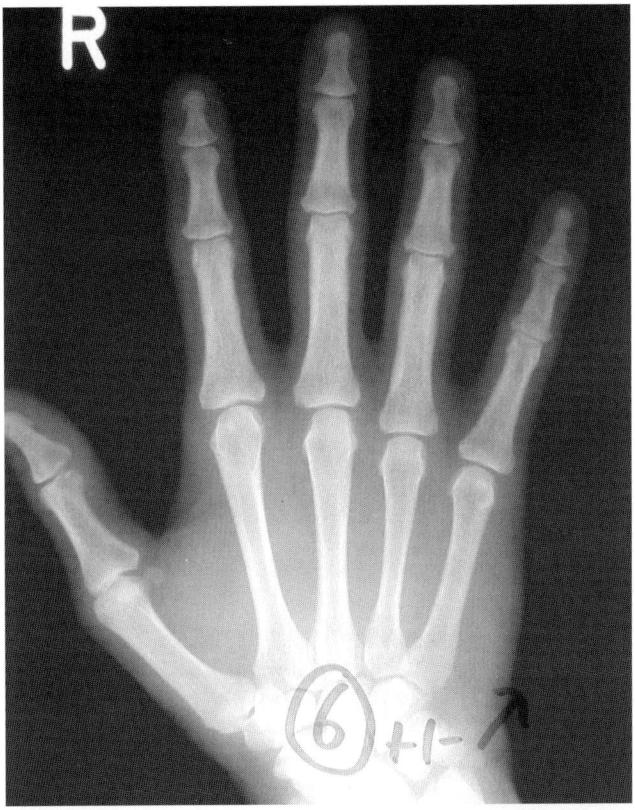


Abb. 10.**5** Vollständige Rückbildung der Mediasklerose unter Pausierung der Vitamin-D-Therapie.

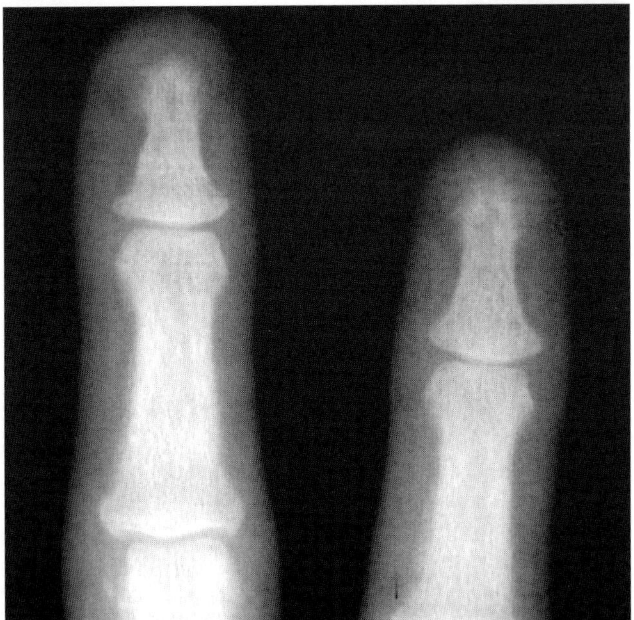

Abb. 10.**6** Verschlechterung der renalen Osteopathie unter Pausierung der Vitamin-D-Therapie.

## Literatur

American Diabetes Association. Management of dyslipidemia in adults with diabetes. Diabetes Care 2000; 23 (Suppl. 1): 57 – 60

Blagg C. R.: Visual and vascular problems in dialyzed diabetic patients. Kidney Int. 1974; 6: 27 – 30

Bloembergen W. E., Port F. K., Mauger E. A., Wolfe R. A.: A comparison of cause of death between patients treated with hemodialysis and peritoneal dialysis. J. Am. Soc. Nephrol. 1995; 6: 184 – 191

Bucala R., Makita Z., Vega G., Grundy S., Koschinsky T., Cerami A., Vlassara H.: Modification of low density lipoprotein by advanced glycation end products contributes to the dyslipidemia of diabetes and renal insufficiency. Proc. Natl. Acad. Sci. [Am] 1994; 91 (20): 9441 – 9445

Detre K. M., Lombardero M. S., Mori Brooks M., Hardison R. M., Holubkov R., Sopko G., Frye R. L., Chaitman B. R.: The effect of previous coronary-artery bypass surgery on the prognosis of patients with diabetes who have acute myocardial infarction. N. Engl. J. Med. Vol. 14, 2000; 342: 989 – 997

Drickamer K.: Breaking the curse of the AGEs. Nature 1996; 382: 211 – 212

El-Reshaid K., Madda J. P., al-Duwairi Q., Sugathan T.: Progressive ischemic gangrene in dialysis patients: A clinicopathological correlation. Ren. Fail. 1995; 17: 437 – 477

El Shahat Y., Rottembourg J., Bellio P., Guimont M. C., Rousselie F., Jacobs C.: Visual function can be preserved in insulin dependent diabetic patients treated by maintenance haemodialysis. Proc. Eur. Dial. Transplant. Assoc. 1980; 17: 167 – 172

Held P. J., Port F. K., Turenne M. N., Gaylin D. S., Hamburger R. J., Wolfe R. A.: Continuous ambulatory peritoneal dialysis and hemodialysis: comparison of patient mortality with adjustment for comorbid conditions. Kidney Int. 1994; 45 (4): 1163 – 1169

Harris M. I.: Diabetes in America. 2nd ed. National Institutes of Health, National Institute of Diabetes and Digestive and Kidney Diseases. NIH Publication No. 95 – 1468. 1996: 1 – 13

Khauli R. B., Novick A. C., Steinmuller D. R., et al.: Comparison of renal transplantation and dialysis in rehabilitation of diabetic end stage renal disease patients. Urology 1986; 27: 521 – 525

Klein R., Klein B. E. K.: Vision disorders in diabetes. In: Diabetes in America. 2nd ed. National Institutes of Health, National Institutes of Diabetes and Digestive and Kidney Diseases. NIH Publication No. 95 – 1468. 1996: 293 – 338

Makita Z., Radoff S., Rayfield E. J., Yang Z., Skolnki E., Delaney V., Friedman E. A., Cerami A., Vlassara H.: Advanced glycosylation end products in patients with diabetic nephropathy. N. Engl. J. Med. 1991; 325: 826–842

Makita Z., Bucala R., Rayfield E. J., Friedman E. A., Kaufman A. M., Korbet S. M., Barth R. H., Winston J. A., Fuh H., Manogue K. R., Cerami A., Vlassara H.: Reactive glycosylation endproducts in diabetic uraemia and treatment of renal failure. Lancet 1994; 343: 1519–1522

Miettinen H., Lehto S., Salomaa V., et al. Impact of diabetes on mortality after the first myocardial infarction. Diabetes Care 1998, 21: 69–75

Ritz E., Lippert J., Keller C.: Hypertension, cardiovascular complications and survival in diabetic patients on maintenance hemodialysis. Nephrol. Dial. Transplant. 1995; 10 (Suppl. 7): 43–46

Ritz E., Strumpf C., Katz F., Wing A. J., Quellhorst E.: Hypertension and cardiovascular risk factors in hemodialyzed diabetic patients. Hypertension 1985; 7: 118–124

Ritz E., Lippert J., Keller C.: Hypertension, cardiovascular complications and survival in diabetic patients on maintenance hemodialysis. Nephrol. Dial. Transplant. 1995; 10 (Suppl. 7): 43–46

Shibata M., Kishi T., Iwata H.: Clinical study of complications in dialyzed diabetics. Tohoku J. Exp. Med. 1983; 141 (Suppl.): 417–425

Solders G., Tyden G., Persson A., Groth C. G.: Improvement of nerve conduction in diabetic neuropathy. A follow-up study 4 years after combined pancreatic and renal transplantation. Diabetes1992; 41: 946–951

Tschope W., Koch M., Thomas B., Ritz E.: Serum lipids predict cardiac death in diabetic patients on maintenance hemodialysis. Results of a prospective study. The German Study Group Diabetes and Uremia. Nephron 1993; 64: 354–358

Watanabe Y., Yuzawa Y., Mizumoto D., Tamai H., Itoh Y., Kumon S., Yamazaki C.: Long-term follow-up study of 268 diabetic patients undergoing haemodialysis, with special attention to visual acuity and heterogeneity. Nephrol. Dial. Transplant. 1993; 8: 725–734

Wilson P. W. F., Kannel W. B.: Epidemiology of hyperglycemia and atherosclerosis. In: Ruderman N., Williamson J., Brownlee M. (Eds.): Hyperglycemia, diabetes, and vascular disease. New York: Oxford University Press, 1992: 21–29

# 11 Festlegung des Dialyseregimes

Unabhängig von der Dialysedosis, die bei nichtdiabetischen und diabetischen Dialysepatienten ausreichend gewählt werden sollte, ergeben sich für die Hämodialysebehandlung diabetischer Patienten besondere Gesichtspunkte.

## 11.1 Vermeidung der arteriellen Hypotonie während der Hämodialysebehandlung

Fehlende Adaptationsmöglichkeiten auf den Volumenentzug führen zur Hypotonie.

Auf die Inzidenz einer arteriellen Hypotonie und ihre Bedeutung als eigenständiger Risikofaktor bei diabetischen Dialysepatienten ist zuvor schon eingegangen worden. Darüber hinaus stellt die arterielle Hypotonie ein manifestes Therapieproblem während jeder einzelnen Dialysebehandlung dar. Wie beschrieben werden fehlende Adaptationsmöglichkeiten auf den Volumenentzug durch das Vorhandensein der diabetischen und urämischen Neuropathie hierfür in erster Linie verantwortlich gemacht. Im Folgenden werden die verschiedenen Optionen zur Prophylaxe und Therapie der Hypotension dargestellt und diskutiert.

Die Vermeidung zu hoher Ultrafiltrationsraten während der Hämodialysetherapie spielt eine zentrale Rolle. Die Dauer der einzelnen Behandlung spielt für jeden Dialysepatienten eine große Rolle. In der gängigen Literatur wird die Dauer der Einzelbehandlung im Wesentlichen determiniert durch die **Dialysedosis**, das heißt, wieviel Zeit der Patient bei einem definierten Blutfluss und Dialysator an der Hämodialyse verbringen muss, um eine für ihn ausreichende Dialysedosis zu erzielen. Im Allgemeinen wird der Nachweis einer adäquaten Dosis durch das Erreichen einer vorgegebenen **Reduktion des Serumharnstoffes** (URR = urea reduction rate, z. B. 70%) erbracht. In den Vereinigten Staaten und zunehmend auch in Europa wird ein anderer, damit korrelierender Parameter, das sogenannte **KT/V** (z. B. 1.2) benutzt. So kann beispielsweise für einen 70 kg schweren Dialysepatienten mit mäßiger residualer Nierenfunktion eine Behandlungszeit von 4 Stunden 3-mal pro Woche als ausreichend angesehen werden, da hierunter eine entsprechende Harnstoffreduktionsrate bzw. ein entsprechend hoher KT/V-Wert erreicht werden kann. Die Ultra-

Dialysedosis = Erste Determinante der Behandlungsdauer.

filtrationsrate dieses Patienten wird nunmehr an die vorgebene Behandlungszeit angepasst, d. h. bei einer Gewichtszunahme von 2,8 kg im dialysefreien Intervall beträgt die Ultrafiltrationsrate dieses Patienten 700 ml/Stunde. Bei einer höheren Gewichtszunahme, z. B. 4 kg, beträgt die Ultrafiltrationsrate entsprechend 1000 ml/Stunde. In den Vereinigten Staaten werden nicht selten auch Ultrafiltrationsraten oberhalb von 1000 ml/Stunde angetroffen, da dort kürzere Dialysezeiten üblich sind. Derartig hohe Ultrafiltrationsraten führen bei diabetischen Dialysepatienten oft zu kritischen Blutdruckabfällen mit entsprechender klinischer Symptomatik. Eine individuelle Begrenzung der Ultrafiltrationsrate ist bei Risikopatienten daher unabdingbar. Je niedriger diese Rate ist, desto günstiger ist das Verhältnis von Volumenentzug zur „Re-Filling-Rate“ aus dem ödematösen Gewebe zurück ins Gefäßsystem. Wäre in dem oben angeführten Beispiel für den Patienten eine individuelle maximale Ultrafiltrationsrate von 700 ml/Stunde festgelegt worden, so würde eine Gewichtszunahme von 4 kg zu einer Verlängerung der Dialysebehandlung führen, obwohl von der Dialysedosis her betrachtet eine Therapiezeit von 4 Stunden ausreichend ist. Die Ultrafiltrationsrate ist somit die zweite Determinante der Behandlungsdauer. Die verlängerte Dialysezeit ist sicherlich zunächst für alle Patienten ein Compliance-Problem, das sich jedoch durch die bessere Verträglichkeit schon bald wieder verlieren kann. Sollte eine Verlängerung der Therapiezeit aus verschiedenen Gründen nicht möglich sein, ist insbesondere bei zusätzlicher Herzinsuffizienz und dadurch bedingter Volumenintoleranz auch zu diskutieren, ob ein gängiges Dialyseregime mit 3 Behandlungen pro Woche überhaupt durchführbar ist, oder ob bei solchen Patienten 4 Behandlungen pro Woche angebracht sind, auch um lange therapiefreie Intervalle zu vermeiden. In Anbetracht des immer älter werdenden Patientenkollektivs wird sich diese Frage in Zukunft häufiger stellen.

Individuelle Begrenzung der Ultrafiltrationsrate bei Risikopatienten.

Ultrafiltrationsrate = Zweite Determinante der Behandlungsdauer.

Neben der niedrigen Ultrafiltrationsrate wird auch die sequenzielle Ultrafiltration vorgeschlagen unter der Vorstellung, dass der alleinige Flüssigkeitsentzug ohne gleichzeitige Dialyse schonender verläuft. Ähnlich werden hierzu auch Hämofiltrations- oder Hämodiafiltrationsmethoden diskutiert. Es gibt keinen gesicherten Hinweis darauf, dass ein sogenanntes Natrium-Modelling während der Hämodialysetherapie zu signifikant besseren Ergebnissen bei der Vermeidung von hypotensiven Episoden führt als konstante Natriumkonzentration in der Dialysierflüssigkeit. Die Anwendung eines höheren Dialysatnatriums zur Vermeidung von Hypotensionen ist sicherlich problematisch, da dies meist verstärkten Durst nach sich zieht und damit die Volumenzunahme im dialysefreien Intervall steigt.

Sequenzielle Ultrafiltration.

Hämodiafiltration

Natriumkonzentration

Die seit vielen Jahren etablierte Verwendung einer Bicarbonatdialyse hat auch bezüglich der Hypotonieentwicklung Vorteile gegenüber einer reinen Azetatdialyse zu haben, da Azetat eine vasodilatierende Wirkung zeigt und damit eine weitere Blutdrucksenkung provozieren kann. Eine entsprechende Korrektur der renalen Anämie kann gegebenenfalls auch das Auftreten hypotensiver Episoden vermeiden.

Bicarbonathaltiges Dialysat.

Korrektur der renalen Anämie.

Die Gabe von Humanalbumin sollte nur auf den hypotensiven Notfall beschränkt bleiben aufgrund der bekannten Risiken und Nebenwirkungen im Zusammenhang mit Albuminlösungen. Im akuten Ereignis kann nach Ausschöpfen konservativer Maßnahmen durch Kopftieflage die Gabe einer hochprozentigen NaCl-Lösung hilfreich sein (z. B.: 5 ml einer 20 %igen NaCl-Lösung). Im Wesentlichen gilt aber, dass die Prophylaxe hypotensiver Episoden durch eine entsprechende Planung der Hämodialysebehandlung effektiver ist. In diesem Zusammenhang sind auch weitere Allgemeinmaßnahmen wichtig: Beispielsweise sollte die Einnahme blutdrucksenkender oder blutdruckbeeinträchtigender Medikamente am Dialysetag anders geregelt sein als an den Nicht-Dialysetagen. Weiterhin empfiehlt es sich nicht, Dialysepatienten mit ausgeprägter Neuropathie während der Hämodialysebehandlung ausgiebige Mahlzeiten zu verabreichen. Das Einnehmen solcher Mahlzeiten vor oder während der Dialyse führt zu einem Dumping-Syndrom mit zusätzlichem venösen Pooling in den Bauchgefäßen, was die Neigung zu hypotensiven Episoden verstärkt. Gegenwärtig wird als weitere Therapiemaßnahme bei hypotensiven Dialysepatienten die Verwendung einer kälteren Dialysierflüssigkeit diskutiert. Jost et al. konnten bereits 1993 nachweisen, dass eine Dialysierflüssigkeit von 35 Grad Celcius nach Dialyse zu einem stabileren Blutdruck geführt hat als eine Dialysierflüssigkeit mit einer Temperatur von 37 Grad Celsius.

Verwendung kälterer Dialysierflüssigkeit.

Eigene Daten zeigten, dass bei Einhaltung der hier aufgeführten Vorschläge und Empfehlungen eines Dialyseregimes:

- ausreichende Dialysedosis,
- individuelle maximale Ultrafiltrationsrate,
- bikarbonat- und glukosehaltiges Dialysat,
- Abkühlung der Dialysierflüssigkeit um 0,5 Grad Celsius pro Stunde bei einer Endtemperatur von etwa 35 Grad Celsius,

eine niedrige Inzidenz hypotensiver Ereignisse zu verzeichnen ist (Tab. 11.**1**).

Tab. 11.1 Niedrige Inzidenz hypotensiver Ereignisse während der Dialysetherapie bei optimierten Behandlungsparametern (Kleophas et al., 1998).

| Ergebnisse | gesamt (n = 86) | Nicht-Diabetiker (n = 69) | Diabetiker (n = 17, 20 %) |
|---|---|---|---|
| mittlerer arterieller RR vor HD | 95,9 ± 14,7 (47 – 152) | 95,6 ± 14,6 (47 – 147) | 96,7 ± 14,9 (70 – 152) |
| mittlerer arterieller RR nach HD | 88,3 ± 15,1 (47 – 163) | 88,3 ± 15,6 (47 – 163) | 88,2 ± 13,1 (53 – 133) |
| hypertensive Patienten | 39,5 % (34) | 40,6 % (28) | 35,3 % (6) |
| Dialysen mit Hypotension | 5,2 % (54) | 4,5 % (37) | 8,2 % (17) |
| **beobachtete Dialysebehandlungen** | | **1 031** | |
| **Trockengewicht** | | **68,4 ± 13,4 kg** | |
| **Gewichtszunahme** | | **2,8 ± 1,07** | |
| **Dialysezeit** | | **4,6 ± 1,27 h** | |

Gegenwärtig wird auch der Einfluss höherer Glukosekonzentrationen in der Dialysierflüssigkeit auf die Kreislaufstabilität der Patienten diskutiert. Der Mechanismus einer Kreislaufbeeinflussung durch unterschiedliche Glukosekonzentrationen in der Dialysierflüssigkeit ist nicht geklärt und derzeit Gegenstand weiterer Untersuchungen.

## 11.2 Vermeidung der Hypoglykämie

Insulinregime an Dialysierlösung anpassen.

In diesem Zusammenhang soll auch die häufig vorkommende Destabilisierung der diabetischen Stoffwechsellage unter Hämodialysebedingungen besprochen werden. Insbesondere bei glukosefreien Dialysierlösungen wird Glukose während der Hämodialyse aus dem Blut entfernt, so dass häufig während oder nach der Behandlung Hypoglykämien beobachtet werden. Insulinpflichtige Patienten müssen daher die Insulindosis am Dialysetag reduzieren oder die Kohlenhydrataufnahme erhöhen. Dies führt nicht selten zu Anpassungsschwierigkeiten. Oft werden aus Angst vor Hypoglykämien deutlich hyperglykämische Werte in Kauf genommen. Wenngleich die Vermeidung gefährlicher Hypoglykämien zu einem der wichtigsten Therapieziele des diabetischen Patienten mit ausgeprägtem Spätsyndrom geworden ist, sollten dauerhaft schlechte $HbA_{1c}$-Werte deshalb nicht in Kauf genommen werden. Idealerweise wäre eine Dialysebehandlung zu bevorzugen, die sich im Hinblick auf die Diabetesbehandlung des Patienten als stoffwechselneutral verhalten würde. Eigene Erfahrungen haben gezeigt, dass Dialysierflüssigkeiten mit einer Glukosekonzentration von 11 mmol/l aus praktischer Sicht zu einer Vereinfachung der Therapie führen. Die meisten insulinpflichtigen diabetischen Dialysepatienten brauchen bei einer solchen Glukosekonzentration ihr Insulinregime am Dialysetag nicht zu ändern. Es kommt zu keinen Anpassungsschwierigkeiten der Insulindosis, Auftreten von Hypoglykämien ist insgesamt selten.

Bei der Peritonealdialyse führt die Benutzung der glukosehaltigen Spülflüssigkeiten naturgemäß zu einer Beeinflussung der Blut-Glukose-Spiegel. Hier muss gegebenenfalls eine Insulindosiserhöhung erfolgen (siehe Tab. 7.**1**).

## 11.3 Vermeidung von Infektionen

Diabetes mellitus und chronische Niereninsuffizienz bieten für sich alleine bereits das Problem einer verringerten Immunabwehr. Erneut sind diabetische Dialysepatienten doppelt betroffen. Der Shunt der Hämodialysepatienten und der Bauchkatheter der Peritonealdialysepatienten stellen Eintrittspforten dar, die nur unter entsprechend sorgfältigen hygienischen Bedingungen benutzt werden können. Die oft zarten Shunt-Gefäße bei Diabetikern mit den daraus resultierenden Punktionsproblemen sind sicherlich besonders infektgefährdet. Häufig entstehen Punktionshämatome. Zudem werden bei diabetischen Patienten aufgrund der Gefäßsituation gehäuft Gore-Tex-Prothesen benutzt, die ebenfalls sorgfältig vor einer Infektion geschützt werden müssen. An dieser Stelle sei nochmals darauf hingewiesen, dass Verbandswechsel von infizierten Füßen im Dialyseraum nicht statthaft sind.

Die Vermeidung einer chronischen Infektsituation hat möglicherweise noch einen weiteren wichtigen Einfluss auf die Prognose diabetischer Hämodialysepatienten. Zimmermann et al. konnten bei diabetischen Dialysepatienten erhöhte Spiegel an Akutphasen-Protein nachweisen, was mit einem erhöhten kardiovaskulären Risiko verbunden war. Eine Vermeidung oder eine erfolgreiche Behandlung einer chronischen Entzündung könnte somit zu einer Verbesserung der Überlebensraten von Hämodialysepatienten führen. In diesem Zusammenhang muss auch die Bedeutung der mikrobiologischen Qualitätsstandards für Dialysierflüssigkeiten besonders hervorgehoben werden, da Pyrogene durch die Dialysatormembran ins Blut gelangen können. Tabelle 11.**2** zeigt beispielhaft einige derzeit gültige Standards. Ultrareine Dialysierflüssigkeiten können zu einer verminderten Infekthäufigkeit bei Dialysepatienten beitragen. Inwie-

Mögliche Infektverminderung durch ultrareine Dialysierflüssigkeit.

Tab. 11.2 Mikrobiologische Qualitätsstandards für Dialysierflüssigkeiten.

| Standard | Keimzahl (CFU/ml) | Endotoxine (IU/ml) |
|---|---|---|
| Europäische Pharmakopöe (1997) | – | – |
| Deutsches Arzneibuch (1996) | – | – |
| Deutscher Dialysestandard (1993) | ≤2000 | – |
| Robert-Koch-Institut (1994) | ≤ 100 | – |
| AAMI (1996) | ≤2000 | – |

fern die Verwendung solcher Dialysierflüssigkeiten auch zu einer Vermeidung einer verstärkten Akutphase-Reaktion führen kann, ist derzeit noch unklar.

## 11.4 Therapieüberwachung

### 11.4.1 Akutüberwachung

Die akute Überwachung der Hämodialysetherapie erfordert die Protokollführung durch die anlegende und therapiebegleitende Dialyseschwester. Auf dem Protokoll sind neben den Angaben über die Art und Zusammensetzung der Dialysierflüssigkeiten Informationen über das aktuelle Tagesgewicht des Patienten und das sogenannte Sollgewicht vermerkt. Auf dem **Protokoll** werden *Blutdruck* und *Herzfrequenz* festgehalten und die *Gabe von Medikamenten* dokumentiert. Bei unkomplizierten Dialysepatienten reicht eine *Blutdruckmessung* zu Beginn und am Ende der Behandlung aus. Bei neuen Patienten, Patienten mit häufigen hypotensiven Episoden oder hohem Volumenentzug ist der Blutdruck auch während der Behandlung mehrmals zu kontrollieren. Bei solchen Patienten ist gegebenenfalls auch eine *maximale individuelle Ultrafiltrationsrate* festzulegen und auf dem Protokoll zu vermerken.

Für Blutglukosebestimmungen werden oft Proben aus dem extrakorporalen Kreislauf entnommen. Auf eventuell vorkommende Messunterschiede durch die Verwendung von venösem Blut gegenüber Kapillarblut sollte der Patient und das Pflegepersonal hingewiesen werden. Die Häufigkeit der Blutglukosebestimmung während der Behandlung hängt davon ab, wie stabil die Stoffwechsellage des Patienten ist und ob glukosefreies oder glukosehaltiges Dialysat benutzt wird. Generell gilt, dass eine Blutglukosebestimmung nur dann Sinn macht, wenn gleichzeitig Angaben über Zeitpunkt und Dosis der letzten Insulingabe und Zeitpunkt und Menge der letzten Kohlenhydrataufnahme vermerkt werden. Ebenso sollte die Glukosekonzentration im Dialysat angegeben werden. Mit Hilfe dieser Information ist eine sinnvolle Interpretation der Blutglukoseverläufe unter Hämodialysetherapie möglich und kann damit die Grundlage einer Therapieanpassung darstellen.

Blutglukosespiegel und Insulingaben dokumentieren.

### 11.4.2 Chronische Verlaufskontrolle

In der aktuellen nephrologischen Literatur wird derzeit diskutiert, mit welchen Parametern die Qualität der Dialysebehandlung am besten dargestellt werden kann. Wie beschrieben kann dazu das KT/V oder die Harnstoffreduktionsrate bestimmt werden. Unabhängig von dieser Diskussion erscheint die Kontrolle weiterer Parameter bei diabetischen Dialysepatienten sinnvoll. Die Deutsche Diabetesgesellschaft empfiehlt die Bestimmung eines $HbA_{1c}$-Wertes einmal im Quartal. Lipidparameter sollten 1-mal pro Jahr kontrolliert werden. Auf die Bedeutung des Serum-Albuminspiegels wurde in den vorausgegangenen Kapiteln eingegangen. Diabetische Patienten mit noch vorhandener Urinausscheidung unter Hämodialysetherapie leiden gegebenenfalls weiterhin an einem nephrotischen Syndrom. Der Verlauf des Serumalbuminwertes muss in solchen Fällen häufiger kontrolliert werden. In Anbetracht der diskutierten Mediasklerose sind insbesondere bei diabetischen Dialysepatienten mit Phosphatproblemen häufige Kontrollen des Kalziumphosphatproduktes durchzuführen.

KT/V oder Harnstoffreduktionsrate.

$HbA_{1c}$-Wert
Lipidparameter
Serumalbuminspiegel

Kalziumphosphatprodukt

Zur weiteren chronischen Überwachung zählt bei unkompliziertem Verlauf die Vorstellung beim Ophthalmologen 1-mal pro Jahr. Aufgrund des häufigen Fehlens einer entsprechenden klinischen Symptomatik sollte auch 1-mal pro Jahr eine kardiologische Untersuchung der Patienten erfolgen. Inwiefern Fußkontrollen durch den Patienten oder durch seine Angehörigen selbst erfolgen können, muss im Einzelfall entschieden werden. Behandlungsbedürftige Fußbefunde müssen in jedem Fall durch entsprechend geschultes Personal außerhalb der Dialyseräume kontrolliert werden.

1-mal pro Jahr zum Kardiologen und Ophthalmologen.

Fußkontrollen

Die in der Anlage beigefügte Checkliste gibt ein Beispiel dafür, wie eine chronische Verlaufskontrolle bei diabetischen Dialysepatienten dokumentiert werden kann.

### Literatur


Barth R. H.: Urea modeling and KT/V: A critical reappraisal. Kidney Int. 1993; 43 (4): 252–260

Bernald Y., Brunet P., Pagon A. L.: Dialysis fluid and water: their roles in biocompatibility. Nephrol. Dial. Transplant. 1995; 10 (Suppl. 10): 45–47

Carra B., Calemard E., Chazot C.: Dose of Dialysis: What index? Blood Purification 1992; 10: 13–21

Kleophas W., Haastert B., Backus G., Hilgers P., Westhoff A., van Endert G.: Long-term experience with an ultrapure individual dialysis fluid with a batch type machine. Nephrol. Dial. Transplant. 1998; 13: 3118–3125

# 12 Die Tertiärprävention der diabetischen Nephropathie: Vermeidung urämischer und kardiovaskulärer Komplikationen

Abgeleitet von den epidemiologischen Daten zum Thema Diabetes und Dialyse und den Ergebnissen interventioneller Studien ergibt sich für die behandelnden Ärzte diabetischer Dialysepatienten eindeutig der Auftrag „Tertiärprävention der diabetischen Nephropathie“. Die Vermeidung oder Linderung urämischer und kardiovaskulärer Komplikationen sollte im Behandlungskonzept dieser Patienten von vornherein mit berücksichtigt werden. Der Vorschlag einer intensivierten Dialysetherapie für Diabetiker basiert auf dieser Überlegung. Im Rahmen einer solchen Therapie sollte

„Intensivierte Dialysetherapie für Diabetiker“.

- eine Verminderung der intradialytischen Komplikationen bei Dialysepatienten angestrebt werden durch Maßnahmen zur Vermeidung hypotensiver und hypoglykämischer Episoden
- eine geringere Beeinflussung des Glukosestoffwechsels und der Insulindosierung angestrebt werden
- eine Vermeidung von Infektionen durch aseptische Punktionstechnik angestrebt werden, zusätzlich sollte ein separater Verbandsraum außerhalb des Dialyseraumes zur Verfügung stehen
- ultrareine Dialysierflüssigkeit bevorzugt zur Anwendung kommen
- eine konsequente Hypertonieeinstellung erzielt werden
- eine konsequente Behandlung der begleitenden Fettstoffwechselstörung erfolgen
- regelmäßige Fußkontrollen durchgeführt werden
- regelmäßige augenärztliche Kontrollen durchgeführt werden
- eine frühzeitige und konsequente Diagnostik und Therapie der koronaren Herzkrankheit und peripheren arteriellen Verschlusskrankheit erfolgen.

Ein solches Therapiekonzept bedingt eine fortlaufende interdisziplinäre Betreuung des diabetischen Dialysepatienten durch Nephrologen, Diabetologen und Kardiologen. Die immer größer werdende Zahl diabetischer Dialysepatienten und ihre nach wie vor schlechte Prognose fordern dazu auf über neue Versorgungsstrukturen nachzudenken. Das vorliegende Kompendium versucht aus praktischer Sicht hierzu einen Beitrag zu leisten.

# Anhang

## Checkliste

Verlaufsdokumentation bei diabetischen Dialysepatienten

Name: Geburtsdatum:

Diabetes Typ: Diabetes bekannt seit:

| **Diabetestherapie** | **von** | **bis** | **Änderungen** (Datum) |
|---|---|---|---|
| **Diät** | | | |
| orale Antidiabetika | | | |
| Sulfonylharnstoffe | | | |
| α-Glukosidasehemmstoffe | | | |
| sonstige | | | |
| **Insulin** | | | |
| konventionell | | | |
| intensiviert | | | |
| Pumpe | | | |

| **Dialysetherapie** | **ja** | **nein** | **wann?** | **Änderungen** (Datum) |
|---|---|---|---|---|
| HD | | | | |
| PD | | | | |
| Shuntanlage | | | | |
| Shuntkomplikationen | | | | |
| Katheterimplantation | | | | |

**Retinopathie-Status** **Datum:**

| **Retinopathie-Status** | **ja** | **nein** | **Anzahl** | **Änderungen** (Datum) |
|---|---|---|---|---|
| Diagnostik erfolgt (Datum) | | | | |
| proliferative Veränderungen | | | | |
| Laserkoagulationen | | | | |
| Operationen | | | | |
| VISUS | | | | |
| Amaurosis | | | | |

**Neuropathie-Status** **Datum:**

| **Neuropathie-Status** | **ja** | **nein** | **seit wann** | **Änderungen** (Datum) |
|---|---|---|---|---|
| Diagnostik erfolgt (Datum) | | | | |
| Restless legs | | | | |
| Parästhesien | | | | |
| Hinweis für Gastroparese | | | | |
| Dialyse Hypotonie | | | | |

**Fuß-Status** **Datum:**

| **Fuß-Status** | **ja** | **nein** | **seit wann** | **Änderungen** (Datum) |
|---|---|---|---|---|
| diabetische Fußveränderungen bekannt | | | | |
| Ulkus | | | | |
| Blase | | | | |
| Mikroläsion | | | | |
| diabetische Schuhe angepaßt | | | | |

**Peripherer Gefäß-Status** **Datum:**

| **Peripherer Gefäß-Status** | **ja** | **nein** | **seit wann** | **Änderungen** (Datum) |
|---|---|---|---|---|
| Diagnostik erfolgt | | | | |
| keine Beschwerden | | | | |
| PTA | | | | |
| Bypass Operation | | | | |

**Carotis-Status** **Datum:**

| **Carotis-Status** | **ja** | **nein** | **seit wann** | **Änderungen** (Datum) |
|---|---|---|---|---|
| Diagnostik erfolgt | | | | |
| Apoplex | | | | |
| TIA | | | | |
| asymptomatische Stenose | | | | |

**Koronar-Status** **Datum:**

| **Koronar-Status** | **ja** | **nein** | **seit wann** | **Änderungen** (Datum) |
|---|---|---|---|---|
| Koronarangiographie | | | | |
| Angina pectoris | | | | |
| Infarkt | | | | |
| PTCA | | | | |
| Bypass | | | | |

**Labor-Status**

| **Labor-Status** | **Datum** | **Wert** |
|---|---|---|
| $HbA_{1c}$ (%) | | |
| Serumalbumin (s/dl) | | |
| Gesamtcholesterin (mg/dl) | | |
| LDL-Cholesterin | | |
| HDL-Cholesterin | | |
| Triglyceride | | |
| $Ca^{++}$ (mmol/l) | | |
| $PO_4$ (mmol/l) | | |
| PTH (ng/ml) | | |
| RR prä<br>RR post<br>RR dialysefrei | | |

**Dialyse-Status**

| **Dialyse-Status** | **Datum** | **Wert** |
|---|---|---|
| RR prä (mm Hg) | | |
| RR post | | |
| RR dialysefrei | | |
| Trockengewicht (kg KG) | | |
| maximale UF (ml/h) | | |
| Dialysedauer (h) | | |
| URR/K+/V | | |
| Dialysatglukose | | |

# Diabetes-Vertrag (Auszug)

zwischen

der AOK Rheinland – Die Gesundheitskasse[1]
Kasernenstraße 61, 40213 Düsseldorf

und

der Kassenärztlichen Vereinigung Nordrhein (KVNo)
Emanuel-Leutze-Straße 8, 40547 Düsseldorf

zur Verbesserung der Qualität der ambulanten Versorgung
von Diabetikern durch Intensivierung der interdisziplinären
Kooperation von Vertragsärzten

## Präambel

Der Verbesserung der Versorgung von Diabetikern wird sowohl von seiten der Selbstverwaltung als auch von seiten der Landespolitik ein hoher Stellenwert beigemessen. So verabschiedete beispielsweise die Landesgesundheitskonferenz im Jahre 1997 eine Erklärung zur Weiterentwicklung der Qualitätssicherung im Gesundheitswesen, die u. a. die Erarbeitung von Modellen zur Umsetzung einer weiterentwickelten Qualitätssicherung im Bereich der Versorgung von Diabetikern vorschlägt.

Der Diabetes mellitus und die damit im Zusammenhang stehenden Stoffwechselstörungen stellen angesichts ihrer Häufigkeit Volkskrankheiten dar, die zu einer empfindlichen Reduzierung der Leistungsfähigkeit und Lebenserwartung der Erkrankten führen.

[1] **Inhaltsgleiche Verträge** bestehen mit folgenden Krankenkassen: IKK-Nordrhein, Krankenkasse der rheinischen Landwirtschaft, Bundesknappschaft Bochum und Ersatzkassen sowie der Strukturvertrag mit den Betriebskrankenkassen.

Epidemiologische Untersuchungen zur Prognose des Diabetes mellitus zeigen, daß durch eine frühzeitige Diagnostik, eine qualifizierte Schulung und Betreuung sowie eine individualisierte Therapie die Lebensqualität der Patienten deutlich erhöht und die Behandlungskosten erheblich reduziert werden können. Dies erfordert für die Behandlung und Betreuung von Diabetes-Patienten unter Beachtung der „Deklaration von St. Vincent“ der WHO und die Beurteilung der Ergebnisqualität eine besondere Qualifikation der Ärzte und des nichtärztlichen Personals und spezielle technische Voraussetzungen für die Leistungserbringung.

Ziel dieser Vereinbarung ist,

- die Qualität der ambulanten Langzeitversorgung der Diabetiker zu sichern bzw. zu verbessern,
- die Versicherten mit Diabetes in die Lage zu versetzen und nachhaltig zu veranlassen, ihre Lebensführung auf Dauer an die Erfordernisse ihrer chronischen Erkrankung anzupassen,
- Kosteneinsparungen bei veranlaßten Leistungen zu realisieren und insbesondere Einweisungen zur stationären Behandlung zu vermeiden.

Zur Gewährleistung von Qualität und Wirtschaftlichkeit soll die Betreuung von Diabetikern durch diabetologisch geschulte Hausärzte und diabetologische Schwerpunktpraxen durch die folgenden Maßnahmen sinnvoll verzahnt werden.

## § 1 Zielstellung und Aufgaben

Im Rahmen einer umfassenden Betreuung von Diabetikern soll eine wohnortnahe ambulante Behandlung der Patienten grundsätzlich durch folgende niedergelassene Vertragsärzte erfolgen:

a) den diabetologisch geschulten Hausarzt (DHA), der die Qualifikation durch Fortbildungen erlangt hat (s. § 2),
b) die diabetologische Schwerpunktpraxis (DSP), die als Mittlerfunktion für Leistungen, die aufgrund des Schweregrades der Erkrankung oder Spezialproblemen im Zusammenhang mit Diabetes (s. Schnittstellen gemäß Anlage 1) im Regelfall durch die diabetologisch geschulten Hausärzte nach a) nicht erbringbar sind. Durch spezialisierte Diagnostik gemäß den international vorgegebenen Programmen (DDG-EASD) soll ein rechtzeitiges Erkennen von diabetesspezifischen Früh- und Folgeerkrankungen und deren zielgerichtete Vermeidung, Verminderung bzw. Verzögerung ermöglicht werden. Die diabetologi-

schen Schwerpunktpraxen erfüllen hierbei eine wichtige Funktion bei der Fortbildung der Kollegen im hausärztlichen Sektor in ihrem regionalen Wirkungskreis, wobei die Zusammenarbeit in Qualitätszirkeln sowohl mit den Hausärzten als auch unter den diabetologischen Schwerpunktpraxen vorausgesetzt wird. Die Schwerpunktpraxen übernehmen beratende Funktionen gegenüber den Krankenkassen, der örtlichen Kassenärztlichen Vereinigung und anderen Leistungserbringern.

## § 2 Qualitätsanforderungen

### 1 Strukturqualität

### a) diabetologisch geschulter Hausarzt (DHA)

Die diabetologisch geschulte Hausarztpraxis muß folgende Qualifikationen haben und gegenüber der KVNo nachweisen:

#### 1.1 Qualifikation des Arztes

Fortbildung durch das Zentralinstitut für die kassenärztliche Versorgung in der Bundesrepublik Deutschland (ZI):

a) Diabetes mellitus Typ II ohne Insulin
b) Diabetes mellitus Typ II mit Insulin

Der diabetologisch geschulte Hausarzt (DHA) verpflichtet sich, mindestens einmal im Jahr an einer Fortbildungsveranstaltung – entweder durchgeführt durch die Deutsche Diabetes-Gesellschaft oder eine der regionalen Gesellschaften für Endokrinologie und Diabetologie in Nordrhein-Westfalen oder der AND oder der Nordrheinischen Akademie für ärztliche Fort- und Weiterbildung – teilzunehmen. Die Teilnahme ist gegenüber der KVNo nachzuweisen.

#### 1.2 Qualifikation des nichtärztlichen Personals

Fortbildung durch das ZI:

a) Typ II ohne Insulin
b) Typ II mit Insulin

Die Arzthelferin ist verpflichtet, mindestens einmal im Jahr an einer Fortbildung teilzunehmen (DDG, AND, regionale Gesellschaften für Endokrinologie und Diabetologie in NRW, Nordrheinische Akademie für ärztliche Fort- und Weiterbildung). Die Teilnahme ist über den beschäftigenden Arzt der KVNo nachzuweisen.

### 1.3 Ausstattung der Praxis

Die Praxis muß so ausgestattet sein, daß die Diagnostik und Therapie sowie Einzel- und Gruppenschulungen möglich sind. Eine entsprechende apparative und räumliche Ausstattung ist Bedingung.

## b) diabetologische Schwerpunktpraxen (DSP)

### 1.1 Qualifikation des Arztes

Der Diabetologe DDG oder der Arzt mit einer vergleichbaren Qualifikation in der diabetologischen Schwerpunktpraxis verpflichtet sich, mindestens zweimal im Jahr an einer Fortbildungsveranstaltung der Deutschen Diabetes-Gesellschaft oder einer der regionalen Gesellschaften für Endokrinologie und Diabetologie in Nordrhein-Westfalen oder der Nordrheinischen Akademie für ärztliche Fort- und Weiterbildung oder der AND teilzunehmen und dies der KVNo nachzuweisen.

### 1.2 Qualifikation des nichtärztlichen Personals

Als nichtärztliches Personal für die Patientenbetreuung in einer diabetologischen Schwerpunktpraxis (DSP) sind qualifiziert:

a) Diabetesberater/in DDG oder
b) Diabetesassistent/in DDG und daneben
c) Arzthelferinnen, die einen Fortbildungskurs für Typ II (mit und ohne Insulin) absolviert haben (ZI).

Das nichtärztliche Personal muss ganztägig angestellt sein. Der Beschäftigungsnachweis ist der KVNo vorzulegen.

Das nichtärztliche Personal nimmt mindestens zweimal jährlich an einer Fortbildungsveranstaltung teil, die entweder von der DDG, den Regionalgesellschaften für Endokrinologie und Diabetologie in NRW oder der AND oder der Nordrheinischen Akademie für ärztliche Fort- und Weiterbildung durchgeführt wird. Der Nachweis ist über den beschäftigenden Arzt der KVNo vorzulegen.

### 1.3 Ausstattung der Praxis

Die Praxis muß so ausgestattet sein, daß die Diagnostik und Therapie entsprechend der in § 1 b) definierten Ziele sowie Einzel- und Gruppenschulungen möglich sind. Eine entsprechende apparative und räumliche Ausstattung ist Bedingung. Dazugehörige Curricula und Medien zur Patientschulung gemäß den Richtlinien der DDG müssen eingesetzt werden.

### 1.4 Anzahl der Diabetiker in Schwerpunktpraxen

Die diabetologischen Schwerpunktpraxen sollen ca. 200, davon ca. 50 insulinbehandelte Diabetiker, jedoch höchstens insgesamt 500 Diabetiker pro Quartal und pro nach diesem Vertrag berechtigten Arzt betreuen.

## 2 Prozeß- und Ergebnisqualität

### a) diabetologisch geschulter Hausarzt (DHA)

Der diabetologisch geschulte Hausarzt verpflichtet sich zur Kooperation mit den Schwerpunktpraxen im Rahmen von gemeinsamen Qualitätszirkeln. Die Mitarbeit im Qualitätszirkel ist nach Ablauf eines halben Jahres nach Erteilung der Genehmigung nach § 3 des Vertrages gegenüber der KVNo nachzuweisen. Des weiteren verpflichtet er sich, die in den Anlagen 1 und 2 definierten Schnittstellen für die Kooperation mit der DSP zu akzeptieren. Der DHA gibt jedem Diabetiker den Gesundheitspaß Diabetes und dokumentiert pro Quartal die darin festgelegten Parameter in dem von den Vertragspartnern festgelegten Softwareprogramm bzw. dem Dokumentationsbogen gemäß Anlage 3 a). Die Dokumentation erfolgt vollständig für jeden AOK-Versicherten.

Die Dokumentationsdaten-/bögen werden vom Arzt verschlüsselt an die Firma OMNINET in 47441 Moers übersandt, dort auf Vollständigkeit geprüft und statistisch aufbereitet. Die Datenlieferung hat bis zum 15. des zweiten auf das Quartal folgenden Monats zu erfolgen.

### b) diabetologische Schwerpunktpraxen (DSP)

Der Leiter der diabetologischen Schwerpunktpraxis verpflichtet sich, eine vollständige Verlaufsdokumentation über alle von ihm behandelten Patienten zu führen. Dabei werden derzeit die Kriterien der IDDM-NIDDM-Policy Groups bzw. DDG zugrunde gelegt. Jede Praxis ist verpflichtet, anhand von Dokumentationsdaten (Anlage 3 b) quartalsweise die Erfüllung und Einhaltung von Qualitätskriterien nachzuweisen.

Die Dokumentationsunterlagen anhand der Daten aus dem Gesundheitspaß Diabetes sind bis zum 15. des zweiten auf das Quartal folgenden Monats vom Arzt an die Firma OMNINET in 47441 Moers zur Auswertung zu übersenden.

Jedem in der Behandlung befindlichen Diabetiker wird der Gesundheitspaß Diabetes von der diabetologischen Schwerpunktpraxis ausgehändigt, sofern noch nicht durch den DHA geschehen.

### c) Honorierung

Eine Honorierung der Leistungen im Rahmen der diabetologischen Tätigkeit erhalten nur der DHA bzw. die DSP, die entsprechende Daten pro Quartal vollständig für jeden AOK-Versicherten an die Firma OMNINET in 47441 Moers weiterleiten. Die Vollständigkeit wird gemessen anhand der auszufüllenden Muß-Felder im Dokumentationsbogen und der Untersuchungsintervalle lt. Leistungslegenden.

## § 3 Genehmigungsverfahren

### 1 diabetologisch geschulter Hausarzt (DHA)

Die KVNo erteilt dem diabetologisch geschulten Hausarzt (DHA) die Genehmigung zur Abrechnung nach diesem Vertrag, wenn die in § 2 Absatz 1 a) Ziffern 1.1 – 1.3 genannten Voraussetzungen erfüllt sind, dies gegenüber der KV Nordrhein nachgewiesen wurde und die Verpflichtungen zur Prozeß- und Ergebnisqualität übernommen wurden.

Ärzte, die gemäß der Diabetesvereinbarung vom 10. 7. 1991 zur programmierten Schulung und Betreuung der Versicherten der AOK Rheinland mit Diabetes mellitus Typ II in Gruppen berechtigt waren, sind weiterhin zur Durchführung von Schulungen für nicht insulinpflichtige Typ-II-Diabetiker berechtigt, wenn sie die Voraussetzungen gemäß § 2 Absatz 1 a) Ziffern 1.1 – 1.3 innerhalb eines Jahres vollständig erfüllen und nachweisen und die Verpflichtungen zur Prozess- und Ergebnisqualität übernehmen.

Die bisher am Diabetes-Vertrag nach den Vorgaben des Fachbereichs Allgemeinmedizin der Heinrich-Heine-Universität Düsseldorf – Prof. Dr. Helmich – (Anlage 5 zur Honorarvereinbarung 1998) teilnehmenden Ärzte sind berechtigt, Leistungen nach diesem Vertrag als diabetologisch geschulte Hausärzte zu erbringen, wenn sie die Voraussetzungen gemäß § 2 Absatz 1 a) Ziffern 1.1 – 1.3 innerhalb eines Jahres vollständig erfüllen und nachweisen und die Verpflichtungen zur Prozeß- und Ergebnisqualität übernehmen.

## 2 diabetologische Schwerpunktpraxen (DSP)

Die KVNo erteilt der Schwerpunktpraxis die Genehmigung zur Abrechnung nach diesem Vertrag, wenn die in § 2 Absatz 1 b) Ziffern 1.1 – 1.4 genannten Voraussetzungen erfüllt sind, dies gegenüber der Kassenärztlichen Vereinigung Nordrhein nachgewiesen wurde und die Verpflichtungen zur Prozess- und Ergebnisqualität übernommen wurden.

## 3 Einrichtung einer Diabetes-Kommission; Genehmigungsverfahren

Die bei der KVNo errichtete Diabetes-Kommission besteht aus:

- 2 Mitgliedern aus diabetologischen Schwerpunktpraxen
- 2 Mitgliedern der diabetologisch geschulten Hausärzte

Die Aufgabe der Diabetes-Kommission besteht in der Beratung der KVNo hinsichtlich der Erteilung der Genehmigung zur Teilnahme an dieser Vereinbarung.

Auf Antrag eines Vertragspartners kann die KVNo die Genehmigung zur Abrechnung nach dieser Vereinbarung widerrufen, wenn ein Vertragsarzt die Voraussetzungen nach dieser Vereinbarung nicht mehr erfüllt, bei Verletzung der mit dieser Vereinbarung eingegangenen vertragsärztlichen Verpflichtungen oder aus wichtigem Grund. Die Genehmigung kann für einen bestimmten Zeitraum oder auf Dauer widerrufen werden.

Die nach diesem Vertrag zur Abrechnung berechtigten Vertragsärzte sind in Anlage 4 aufgelistet. Die KVNo aktualisiert regelmäßig die Anlage 4 und informiert die AOK über die vorgenannte Anlage hinaus auch darüber, welche Ärzte sich im Antragsverfahren befinden und in absehbarer Zeit die Voraussetzungen erfüllen werden. Auslegungsfragen zum Vertragsinhalt klären die Vertragspartner einvernehmlich.

### 4 Abrechnung der Leistungen

Nach diesem Vertrag erbrachte Leistungen können erst nach Erteilung der Genehmigung durch die KVNo abgerechnet werden. Ärzte/Diabetologische Schwerpunktpraxen, die eine Genehmigung zur Abrechnung nach dem BKK-Diabetesstrukturvertrag vom 13.02.1998 erhalten haben, sind abrechnungsberechtigt, ohne daß es einer gesonderten Genehmigung bedarf.

## § 4 Patientengruppen

(1) In der diabetologisch geschulten hausärztlichen Praxis sollen Typ-II-Diabetiker mit und ohne Insulin betreut und behandelt werden.
Treten jedoch Stoffwechselprobleme und Komplikationen bezüglich des Diabetes mellitus auf (s. Schnittstellendefinition, Anlage 2), muss kooperativ eine Mitbetreuung durch eine diabetologische Schwerpunktpraxis (DSP) erfolgen. Die Überweisung zu einer diabetologischen Schwerpunktpraxis (DSP) erfolgt mittels eines Überweisungsscheines zur Mit- und Weiterbehandlung mit entsprechender Fragestellung bzw. Auftragserteilung. Die interdisziplinäre Arbeitsteilung wird dadurch erreicht, daß nur diabetes-spezifische Behandlungen durch die Schwerpunktpraxen laut Vertrag durchgeführt werden und der Hausarzt die Grundversorgung weiterhin übernimmt.
Halten der diabetologisch geschulte Hausarzt (DHA) oder die diabetologische Schwerpunktpraxis eine stationäre Behandlung aufgrund von diabetes-spezifischen Gegebenheiten für angezeigt, kann diese Einweisung nur nach gegenseitiger Konsultation einvernehmlich erfolgen.

(2) In den diabetologischen Schwerpunktpraxen sollen nur Patienten behandelt werden, deren Krankheitsprognose und Lebensqualität durch eine Betreuungsintensivierung zu ausgewählten Zeitpunkten (s. Schnittstellendefinition, Anlagen 1 und 2) ihres Krankheitsverlaufs positiv beeinflußt werden kann. Im einzelnen betrifft dies folgende Patientengruppen:
   - Patienten mit neu entdecktem Diabetes mellitus zur Ersteinstellung, die mit einer intensiven ambulanten Schulung gekoppelt werden muß,

- Diabetiker, bei denen eine Ersteinstellung auf Insulin erforderlich ist,
- bereits insulinbehandelte Typ-I- oder Typ-II-Diabetiker, bei denen eine Umstellung auf eine intensivierte oder Pumpentherapie erfolgen sollte,
- Erstmanifestation einer diabetischen Retinopathie, einer Nephropathie (Mikroalbuminurie), einer Neuropathie und eines diabetischen Fußsyndroms mit der Frage einer Behandlungskorrektur,
- Patienten mit diabetischen Fußläsionen,
- Diabetiker, bei deren Stoffwechselkontrolle der $HbA_{1c}$ länger als 6 Monate höher als 8,0% liegt,
- geplante diabetesbedingte stationäre Behandlung mit Ausnahme von Notfällen,
- Diabetikerinnen mit Kinderwunsch zur Beratung und intensiven Betreuung,
- gravide Diabetikerinnen und Frauen mit einem Gestationsdiabetes in Zusammenarbeit mit einem spezialisierten Gynäkologen.

(3) Bei entsprechender Indikation sollen alle Diabetiker nur auf Überweisungsschein von der Schwerpunktpraxis mitbehandelt werden. Der Typ-I-Diabetiker kann auf direktem Wege die Schwerpunktpraxis in Anspruch nehmen.

(4) Die diabetologische Schwerpunktpraxis verpflichtet sich, den überwiesenen Patienten mit entsprechendem Befund-/Behandlungsbericht an den diabetologisch geschulten Hausarzt (DHA) zurück zu verweisen. Dies soll in der Regel innerhalb von 2 Monaten nach dem ersten Patientenkontakt erfolgen, spätestens jedoch nach Ablauf von vier Monaten.

## § 6 Endokrinologie

Ärzte für Innere Medizin mit Schwerpunktbezeichnung Endokrinologie sind hinsichtlich der persönlichen Qualifikation den diabetologischen Schwerpunktpraxen (DDG) gleichgestellt. Sie haben die gleichen Rechte und Pflichten nach dieser Vereinbarung. § 2 Absatz 1 b) Ziffer 1.4 gilt nicht. Abweichend von § 2 Abs. 1 b) Ziffer 1.2 ist eine der Anzahl der betreuten Diabetiker angemessene stundenweise Beschäftigung des nichtärztlichen Personals ausreichend.

## § 7 Inkrafttreten

(1) Die Vereinbarung tritt zum 01. Januar 1999 in Kraft und endet ohne Kündigung am 31.12.1999.

(2) Aufgrund des Inkrafttretens dieser Vereinbarung endet die Vereinbarung zur programmierten Schulung und Betreuung der Versicherten der AOK Rheinland mit Diabetes mellitus Typ II in Gruppen vom 10.07.1991 mit dem 31.12.1998.

Düsseldorf, den 31. März 1999

Kassenärztliche Vereinigung
Nordrhein

Dr. Winfried Schorre
Vorsitzender

AOK Rheinland
Die Gesundheitskasse

Wilfried Jacobs
Vorsitzender des Vorstandes

# Anlage 1

## Schnittstelle
## Diabetologisch geschulter Hausarzt (DHA)/
## Diabetologische Schwerpunktpraxis (DSP)

**Versorgung bis:**

| | |
|---|---|
| Hypertonie | mehrmals systolisch > 140 mm Hg<br>mehrmals diastolisch > 90 mm Hg |
| Nephropathie | 3 malig innerhalb 6 Wochen<br>Micraltest positiv 20 – 200 mg/dl |
| Polyneuropathie | Vibrationstest-Stimmgabel mit Hinweis auf Polyneuropathie, < 6/8 |
| Autonome diabetische Neuropathie | keine erektile Dysfunktion<br>keine Gastroparese |
| Retinopathie | Kontrolle durch Augenarzt und Überweisung an diabetologische Schwerpunktpraxis |
| $HbA_{1c}$ | > 8 % länger als 6 Monate |

kein diabetisches Ulkus
Fußkontrolle (Foto-Dokumentation)

**Indikationen zur Konsiliarbetreuung durch die diabetologische Schwerpunktpraxis:**

Jeder Typ-1-Diabetiker muß einmal pro Quartal einer diabetologischen Schwerpunktpraxis vorgestellt werden
- Gestamtstatus
- eventuell Schulung
- ICT Anpassung/Insulin/Pumpe/Analog-Insulin
- Komplikationen: Füße*, Augen, PNP (Polyneuropathie), ADN (Autonome diabetische Neuropathie), MAU (Microalbuminurie), psycho-somatische Aspekte

**parallel – Hausärztliche Basisversorgung**

* Fußambulanz: Versorgung von diabetischen Ulzera (Foto-Dokumentation)

## Anlage 2

### Indikation: Vorstellung – DSP – Typ II – ohne Insulin

| | |
|---|---|
| – $HBA_{1c}$ | > 8,0 % > 6 Monate |
| – Indikation | stationäre Einweisung |
| – Insulin | Primärversorgung |
| – RR: | systolisch > 140 mm Hg<br>diastolisch > 90 mm Hg |
| – Microalbuminurie: | positiv, z. B. Micraltest (20 – 200 mg/dl) |
| – Polyneuropathie: | vorhanden |
| – autonome diabetische Neuropathie: | vorhanden |
| – Retinopathie: | vorhanden |
| – Einstellung auf intensivierte Insulintherapie erforderlich | |
| – intensive Schulung | > Zi. |
| – Diabetisches Ulkus | |
| – Hypoglykämien mit Fremdhilfe | > einmal pro Quartal |

### Indikation: Vorstellung – DSP – Typ II – mit Insulin

| | |
|---|---|
| – $HBA_{1c}$ | > 8 % > 6 Monate |
| – intensivierte Insulintherapie | |
| – intensive Schulung | |
| – diabetisches Ulkus | |
| – autonome diabetische Neuropathie | |
| – Polyneuropathie | |
| – RR: | systolisch > 140 mm Hg<br>diastolisch > 90 mm Hg |
| – Microalbuminurie: | positiv |
| – Retinopathie | |
| – Hyperglykämien mit Fremdhilfe | |
| – Einweisung ins Krankenhaus | |

## Anlage 3 b

### 1. Dokumentationsdaten für DHA

Stammdaten (entsprechend der Krankenversicherungskarte KVK: hier ist auch die Krankenkasse identifizierbar):

- Geschlecht
- Name
- Vorname
- Geburtsdatum
- Paß-Nummer
- Diabetes seit:
- insulinbehandelt seit:
- Körpergröße in cm
- Anschrift
- Telefon
- Fax
- Schulung
- Diabetes-Typ
- Überweisung an Schwerpunktpraxen
- Körpergewicht
- Blutdruck
- Blutzucker (nüchtern und postprandial)
- $HBA_{1c}$-Wert
- schwere Hypoglykämien
- Häufigkeit der Selbstkontrolle, getrennt nach Urintests, pro Tag und Blutzuckertests pro Tag
- Mikroalbuminurie
- Gesamtcholesterin
- HDL-Cholesterin
- LDL-Cholesterin
- Triglyceride
- Kreatinin
- Augenbefund
- Gefäßstatus
- periphere Polyneuropathie
- autonome Neuropathie
- AU-Tage
- Krankenhausaufenthalte, getrennt nach diabetisch-spezifischen Krankenhaustagen und Krankenhaustagen unabhängig vom Diabetes

- Wohlbefinden
- Nichtraucher

Diese Daten sind alle nach BDT-Schnittstellen definiert vom ZI.

## 2. Dokumentationsdaten für DSP

Neben den Daten der diabetologischen Hausarztpraxis – Verifizierung der Behandlungsdaten:

- Orale Therapie
- Kombinationstherapie
- Insulintherapie
- (konservative Therapie mit Behandlungsplan)
- (ICT mit Behandlungsplan
- Pumpentherapie mit Behandlungsplan)
- Hypertonie: medikamentöse Therapie
- Diabetische Retinopathie – Stadium
- Diabetische Nephropathie – Stadium
- Periphere Polyneuropathie, verifiziert nach Thermosensibilität, Vibrationsempfinden
- Fußstatus
- Periphere AVK (Doppler)
- Autonome diabetische Neuropathie (Gastroparese, erektile Impotenz)
- Autonome diabetische Kardiopathie (Herzfrequenzanalyse)
- Schulungsinhalte (Diese sollten auch im Rahmen der BDT-Schnittstellen erhoben werden)
- Rücküberweisung zum Hausarzt mit Brief.

**3.** Die v.g. Dokumentationsdaten sind mittels eines Software-Programms zu dokumentieren bzw. in dem zwischen den Vertragspartnern festgelegten entsprechenden Formularsatz.

Die Voraussetzungen für den Einsatz eines Software-Programmes sind gegeben, wenn dieses in der Lage ist, die in dieser Anlage 3 verbindlich festgelegten Parameter zu dokumentieren und über die BDT-Schnittstelle zu im- und exportieren. Dies ist durch die Zertifizierung des Zentralinstituts für die kassenärztliche Versorgung in der Bundesrepublik Deutschland nachzuweisen.

# Qualifikationsvoraussetzungen gemäß § 135 Abs. 2 SGB V zur Ausführung und Abrechnung von Blutreinigungsverfahren

(Vereinbarung zu den Blutreinigungsverfahren vom 16. Juni 1997)

Gemäß § 11 Bundesmantelvertrag/Ärzte beziehungsweise § 39 Arzt-/Ersatzkassen-Vertrag werden auf der Grundlage des § 135 Abs. 2 SGB V die folgenden Qualifikationsvoraussetzungen zur Ausführung und Abrechnung von Blutreinigungsverfahren als Anlage 3 zu den genannten Verträgen vereinbart:

## I. Dialyse

### A Allgemeine Bestimmungen

### § 1 Ziel und Inhalt

Diese Vereinbarung ist eine Maßnahme zur Qualitätssicherung, mit welcher die Strukturqualität bei der Erbringung von Leistungen der Dialyse (Extrakorporale Blutreinigungsverfahren und Peritonealdialyse zur Behandlung der terminalen Niereninsuffizienz) in der vertragsärztlichen Versorgung gesichert werden soll. Die Vereinbarung regelt die fachlichen, organisatorischen und apparativen Voraussetzungen für die Ausführung und Abrechnung von Dialysebehandlungen als „Zentrumdialyse", „Zentralisierte Heimdialyse" („Limited Care") und „Heimdialyse" in der vertragsärztlichen Versorgung.

### § 2 Genehmigungspflicht

Die Ausführung und Abrechnung von Leistungen der Dialyse im Rahmen der vertragsärztlichen Versorgung durch die an der vertragsärztlichen Versorgung teilnehmenden Ärzte und ärztlich geleiteten Dialyseeinrichtungen ist erst nach Erteilung der Genehmigung durch die Kassenärztliche Vereinigung zulässig. Dabei sind insbesondere für örtlich getrennte Betriebsstätten (ausgelagerte Praxisräume) die berufsrechtlichen Bestimmungen zu beachten. Die Genehmigung ist zu erteilen, wenn der Arzt oder die ärztlich geleitete Dialyseeinrichtung die nachstehenden Voraussetzungen der fachlichen Befähigung, Organisation und apparativen Ausstattung (Abschnitt B) erfüllt. Für Vertragsärzte, die mit einer nach § 126 Abs. 5 SGB V zugelassenen Einrichtung kooperieren, gelten für den Nachweis der unter Satz 3 genannten Anforderungen die in § 5 a Abs. 8 bzw. § 8 a Abs. 8 der Bundesmantelverträge getroffenen Regelungen.

### § 3 Genehmigungsvoraussetzung

Die Erfüllung der in § 2 Satz 3 genannten Voraussetzungen ist gegenüber der Kassenärztlichen Vereinigung nachzuweisen. Das Verfahren richtet sich nach Abschnitt C dieser Vereinbarung. Das Nähere zur Durchführung des Genehmigungsverfahrens (z. B. Inhalte der Kolloquien, Zusammensetzung der Kommissionen) regelt die Kassenärztliche Bundesvereinigung in Richtlinien nach § 75 Abs. 7 und § 135 Abs. 3 SGB V.

## B Voraussetzungen an die fachliche Befähigung, Organisation und apparative Ausstattung

### § 4 Fachliche Befähigung

(1) Die fachliche Befähigung für die Ausführung und Abrechnung von Leistungen der Dialyse gilt durch die Vorlage von Zeugnissen gemäß § 8 Abs. 1 als nachgewiesen, wenn der Arzt berechtigt ist, die Schwerpunktbezeichnung Nephrologie zu führen.

(2) Bei Ärzten mit der Berechtigung zum Führen der Gebietsbezeichnung Innere Medizin, welche die Anerkennung zum Führen der Schwerpunktbezeichnung Nephrologie nicht haben, gilt die fachliche Befähigung für die Ausführung und Abrechnung von Leistungen der Dialyse als nachgewiesen, wenn folgende Voraussetzungen erfüllt und durch Zeugnisse und Bescheinigungen gemäß § 8 Abs. 2 nachgewiesen werden:

   a) Selbständige Durchführung von insgesamt mindestens 2000 Dialysen aller in § 1 genannten Dialyseverfahren unter Anleitung
   b) Mindestens 24-monatige ständige Tätigkeit im Schwerpunkt Nephrologie unter Anleitung
   c) Mindestens 6monatige ständige Tätigkeit in der Dialyse unter Anleitung. Diese Tätigkeitszeiten können auch während der Tätigkeitszeiten im Schwerpunkt Nephrologie (gemäß Buchstabe b) abgeleistet werden
   d) Die Anleitung nach den Buchstaben a) bis c) hat bei einem zur Weiterbildung nach der Weiterbildungsordnung für den Schwerpunkt Nephrologie befugten Arzt stattzufinden.

e) Erfolgreiche Teilnahme an einem Kolloquium gemäß § 9 Abs. 1 nach Erfüllung der vorgenannten Voraussetzungen

(3) Bei Ärzten mit der Berechtigung zum Führen der Gebietsbezeichnung Kinderheilkunde gilt die fachliche Befähigung für die Ausführung und Abrechnung von Leistungen der Dialyse als nachgewiesen, wenn folgende Voraussetzungen erfüllt und durch Zeugnisse und Bescheinigungen gemäß § 8 Abs. 2 nachgewiesen werden:

a) Selbständige Durchführung von mindestens 1000 Dialysen unter Anleitung, davon mindestens 250 Hämodialysen und mindestens 250 Peritonealdialysen

b) Mindestens 24-monatige ständige Tätigkeit in der pädiatrischen Nephrologie unter Anleitung

c) Mindestens 12-monatige ständige Tätigkeit in der Dialyse unter Anleitung. Diese Tätigkeitszeiten können auch während der Tätigkeitszeiten in der pädiatrischen Nephrologie (gemäß Buchstabe b) abgeleistet werden

d) Die Anleitung nach den Buchstaben a) bis c) hat bei einem entsprechend zur Weiterbildung nach der Weiterbildungsordnung befugten Arzt für das Gebiet Kinderheilkunde stattzufinden

e) Erfolgreiche Teilnahme an einem Kolloquium gemäß § 9 Abs. 1 nach Erfüllung der vorgenannten Voraussetzungen

(4) Näheres zu den Zeugnissen und Kolloquien regeln die §§ 8 und 9.

## § 5 Organisation

(1) Der Arzt oder die Einrichtung hat zu gewährleisten, daß für die Versorgung der Versicherten alle Dialyseverfahren nach § 1 angeboten werden. Für den Fall, daß der Arzt oder die Einrichtung nicht alle Verfahren selbst durchführen kann, sind diese Verfahren durch Kooperation mit benachbarten Dialysepraxen oder anderen benachbarten Dialyseeinrichtungen sicherzustellen. Der Arzt oder die Einrichtung hat gegenüber der Kassenärztlichen Vereinigung nachzuweisen, welche Dialyseverfahren von ihm selbst und welche in Kooperation mit anderen Dialysepraxen oder Dialyseeinrichtungen erbracht werden.

(2) Bei der Dialyse von Erwachsenen ist nachzuweisen, dass eine Kooperation mit einem Transplantationszentrum besteht. Das Transplantationszentrum ist der Kassenärztlichen Vereinigung zu benennen.

(3) Bei der Dialyse von Kindern ist nachzuweisen, daß neben der notwendigen Anzahl von Dialyseplätzen die pädiatrische und psychosoziale Betreuung gewährleistet ist und eine Kooperation mit einem Transplantationszentrum für Kinder besteht. Die entsprechenden Fachkräfte der pädiatrischen und psychosozialen Betreuung sowie das

Transplantationszentrum sind der Kassenärztlichen Vereinigung zu benennen.

(4) Die ärztliche Präsenz sowie die Rufbereitschaft – abhängig vom jeweiligen Dialyseverfahren – sind auch im Urlaubs- und Krankheitsfall zu gewährleisten. Dies schließt einen 24-stündigen pflegerischen Bereitschaftsdienst ein, um sicherzustellen, daß jederzeit ambulante Notfalldialysen durchgeführt werden können. Der eigene pflegerische Bereitschaftsdienst kann nur entfallen, wenn bindende Absprachen mit anderen benachbarten Dialysepraxen oder benachbarten Dialyseeinrichtungen zur Übernahme von Notfällen bestehen und nachgewiesen werden.

(5) Bei der Durchführung von Dialysen als „Zentralisierte Heimdialyse" oder als „Heimdialyse" ist zu gewährleisten und auf Anforderung der Kassenärztlichen Vereinigung nachzuweisen, dass bei Komplikationen und Zwischenfällen der Dialysearzt zeitgerecht und bei lebensbedrohenden Komplikationen und Zwischenfällen ggf. auch der notärztliche Rettungsdienst unmittelbar zur Verfügung steht.

(6) Die Entscheidung, ob und in welcher Form ein extrakorporales Blutreinigungsverfahren oder ein peritoneales Verfahren zur Anwendung kommt, richtet sich nach der Indikation im Einzelfall, der Bereitschaft und ggf. der Schulung des Patienten in dem jeweiligen Dialyseverfahren. In den Patientenunterlagen ist zu dokumentieren, welche Gründe zur Entscheidung für das durchzuführende Dialyseverfahren geführt haben. Diese Entscheidung ist in regelmäßigen Abständen zu überprüfen und die Beurteilung zu dokumentieren. Auf Anforderung der Kassenärztlichen Vereinigung ist durch die Vorlage der gegebenenfalls anonymisierten Dokumentation die Einhaltung der in Satz 1 und 2 genannten Vorschrift nachzuweisen.

(7) Für die Durchführung von Dialysebehandlungen als „Zentrumsdialyse" gelten folgende Voraussetzungen:

a) In der „Zentrumsdialyse" dürfen nur Patienten behandelt werden, welche auf Grund ihres Krankheitsbildes dieser Dialyseform bedürfen. In den Patientenunterlagen ist in regelmäßigen Abständen zu dokumentieren, weshalb die „Zentrumsdialyse" geboten ist und die „Heimdialyse" oder die „Zentralisierte Heimdialyse" nicht durchgeführt werden kann. Auf Anforderung der Kassenärztlichen Vereinigung ist durch die Vorlage der gegebenenfalls anonymisierten Dokumentation die Einhaltung der in Satz 1 und 2 genannten Vorschrift nachzuweisen.

b) In einer Dialysepraxis oder Dialyseeinrichtung müssen für die Hämodialyse von Erwachsenen mindestens 10 Behandlungsplätze vorhanden sein und nachgewiesen werden. Die Kassenärztliche

Vereinigung kann im Einvernehmen mit den Landesverbänden der Krankenkassen und den Verbänden der Ersatzkassen einem Arzt oder einer Dialyseeinrichtung eine Genehmigung für die Ausführung und Abrechnung von Leistungen der Dialyse in der vertragsärztlichen Versorgung auch dann erteilen, wenn die in Satz 1 festgelegte Zahl von Behandlungsplätzen nicht vorgehalten wird und die Zahl der vorhandenen Behandlungsplätze für die Sicherstellung der vertragsärztlichen Versorgung notwendig und ausreichend ist.

c) Werden durch den Arzt oder die Einrichtung eine bestimmte Anzahl von Patienten pro Jahr kontinuierlich in der Hämodialyse behandelt oder eine bestimmte Anzahl von Hämodialysebehandlungen pro Jahr durchgeführt, ist über die Gewährleistung einer fachlichen Vertretung im Einzelfall hinaus die Tätigkeit weiterer Ärzte in der Dialysepraxis oder Dialyseeinrichtung wie folgt nachzuweisen:
   1. Bei mehr als 30 Patienten pro Jahr oder mindestens 4500 Hämodialysebehandlungen pro Jahr mindestens ein zweiter Arzt, welcher die fachlichen Voraussetzungen gemäß § 4 dieser Vereinbarung erfüllt.
   2. Bei mehr als 80 Patienten pro Jahr oder mindestens 12 000 Hämodialysebehandlungen pro Jahr zusätzlich zu Nr. 1 ein weiterer Arzt, welcher berechtigt ist, die Gebietsbezeichnung Innere Medizin zu führen.

   Scheidet ein Arzt nach Nr. 1 oder 2 aus der Dialysepraxis oder Dialyseeinrichtung aus, hat die Dialysepraxis oder Dialyseeinrichtung innerhalb von 6 Monaten nachzuweisen, daß der ausgeschiedene Arzt durch einen entsprechenden Arzt ersetzt wurde. Wird der Nachweis nicht erbracht, ist die Berechtigung zur Ausführung und Abrechnung von Dialyseleistungen der Anzahl der verbliebenen Ärzte gemäß Nr. 1 und 2 anzupassen.

d) Die unter den Buchstaben a) bis c) genannten Anforderungen gelten für jede örtlich getrennte Betriebsstätte, wenn „Zentrumsdialysen“ an mehreren Betriebsstätten der Dialysepraxis oder Dialyseeinrichtung durchgeführt werden.

(8) In der „Zentralisierten Heimdialyse“ als Hämodialyse und/oder Peritonealdialyse dürfen nur Patienten behandelt werden, welche auf Grund ihres Krankheitsbildes der „Zentrumsdialyse“ nicht bedürfen, aber aus personalen, sozialen oder organisatorischen Gründen nicht in der Lage sind, die „Heimdialyse“ durchzuführen. Die Dialysepraxis oder die Dialyseeinrichtung hat sicherzustellen, daß neben den pflegerischen Leistungen die notwendige ärztliche Betreuung erfolgt.

Für die Durchführung von Dialysebehandlungen als „Zentralisierte Heimdialyse" gelten folgende Voraussetzungen:

a) Der Dialysearzt hat eine Visite in der Einrichtung zur „Zentralisierten Heimdialyse" dergestalt durchzuführen, daß er jeden Patienten mindestens einmal pro Woche persönlich berät und beurteilt. Dabei hat sich der Arzt zu vergewissern, daß die medizinische Indikation für die „Heimdialyse" bei allen Patienten weiterhin gegeben ist und daß diese durch den jeweiligen Patienten nach wie vor nicht gewährleistet werden kann. In den Patientenunterlagen sind die Gründe zu dokumentieren, weshalb die „Heimdialyse" nicht durchgeführt werden kann und die „Zentrumsdialyse" nicht geboten ist. Auf Anforderung der Kassenärztlichen Vereinigung ist durch die Vorlage der gegebenenfalls anonymisierten Dokumentation die Einhaltung der zuvor genannten Vorschriften nachzuweisen
b) Dialysebehandlungen als „Zentralisierte Heimdialyse" können durch die Dialysepraxis oder Dialyseeinrichtung in einer örtlich getrennten Betriebsstätte zur „Zentralisierten Heimdialyse" nur durchgeführt werden, wenn in der Dialysepraxis oder Dialyseeinrichtung mindestens zwei Ärzte tätig sind, welche die fachlichen Voraussetzungen gemäß § 4 dieser Vereinbarung erfüllen und nachweisen. Jede weitere örtlich getrennte Betriebsstätte zur „Zentralisierten Heimdialyse" erfordert den Nachweis der Tätigkeit eines weiteren gemäß § 4 oder des nach § 5 Abs. 7 Buchstabe c) Nr. 2 qualifizierten Arztes

## § 6 Apparative Ausstattung

Folgende Anforderungen an die apparative Ausstattung sind zu erfüllen und gegenüber der Kassenärztlichen Vereinigung nachzuweisen:

1. Als Mindestanforderung müssen Hämodialysegeräte mit einer Volumenbilanzierung ausgestattet sein sowie eine Dialyse mit High-Flux-Dialysatoren und den Einsatz von sowohl Acetat- als auch Bikarbonatdialysat ermöglichen.
2. Das für die Herstellung von Dialysat benötigte Reinwasser muß mindestens mit einer Umkehrosmose aufbereitet werden.
3. Zur Behandlung von Notfällen ist als Mindestausstattung in der Dialysepraxis oder -einrichtung vorzuhalten:
   a) Intubationsbesteck und Frischluftbeatmungsgerät (Beatmungsbeutel)
   b) Absaugvorrichtung

c) Sauerstoffversorgung
d) Defibrillator mit Einkanal-EKG-Schreiber und Oszilloskop
e) Analysemöglichkeit für Elektrolyte in Serum und Dialysat sowie für die Hämoglobin- oder Hämatokritbestimmung

## C Verfahren

### § 7 Genehmigungsverfahren

(1) Anträge auf Genehmigung zur Ausführung und Abrechnung von Leistungen der Dialyse sind an die zuständige Kassenärztliche Vereinigung zu stellen. Die erforderlichen Nachweise (z. B. Zeugnisse und Bescheinigungen) sind den Anträgen beizufügen. Über die Anträge und über den Widerruf oder die Rücknahme einer erteilten Genehmigung entscheidet die Kassenärztliche Vereinigung. Vor Erteilung der Genehmigung zur Ausführung und Abrechnung von Leistungen der Dialyse sind die vorgelegten Zeugnisse und Bescheinigungen von der Kassenärztlichen Vereinigung zu überprüfen.

(2) Die Genehmigung zur Ausführung und Abrechnung von Leistungen der Dialyse ist zu erteilen, wenn aus den vorgelegten Zeugnissen und Bescheinigungen hervorgeht, daß die in den §§ 4 bis 6 genannten fachlichen, organisatorischen und apparativen Voraussetzungen erfüllt sind.

(3) Die Kassenärztlichen Vereinigungen können die Dialyse-Kommissionen beauftragen, die organisatorischen und apparativen Gegebenheiten daraufhin zu überprüfen, ob sie den Bestimmungen gemäß dieser Vereinbarung entsprechen. Die Genehmigung für die Ausführung und Abrechnung von Leistungen der Dialyse wird nur erteilt, wenn der Arzt in seinem Antrag sein Einverständnis zur Durchführung einer solchen Überprüfung erklärt.

### § 8 Zeugnisse

(1) Soweit die fachliche Befähigung nach § 4 Abs. 1 erworben wurde, gilt diese durch die Vorlage der Urkunde über die Berechtigung zum Führen der Schwerpunktbezeichnung Nephrologie als nachgewiesen.

(2) Die über die fachliche Befähigung nach § 4 Abs. 2 und 3 vorzulegenden Zeugnisse und Bescheinigungen müssen von dem Arzt, der die Anleitung durchgeführt hat, unterzeichnet sein und mindestens folgende Angaben enthalten:

a) Überblick über die Zusammensetzung des Krankheitsgutes der Abteilung, in welcher die Weiterbildung bzw. Anleitung stattfand

b) Auf das jeweilige Dialyseverfahren bezogene Anzahl der vom Antragsteller selbständig durchgeführten Dialysen
c) Beurteilung der fachlichen Befähigung des Antragstellers zur selbständigen Durchführung von Dialysen

### § 9 Kolloquien

(1) Ärzte, die in der vertragsärztlichen Versorgung Leistungen der Dialyse ausführen und abrechnen wollen, müssen ihre fachliche Befähigung durch die erfolgreiche Teilnahme an einem Kolloquium belegen. Hiervon ausgenommen sind Ärzte, die berechtigt sind, die Schwerpunktbezeichnung Nephrologie zu führen.
(2) Bestehen begründete Zweifel an der fachlichen Befähigung bei Ärzten nach § 10 Abs. 2 oder Abs. 3 Buchstabe b) Satz 1, so kann die Kassenärztliche Vereinigung die Genehmigung für die Ausführung und Abrechnung von Leistungen der Dialyse von der erfolgreichen Teilnahme an einem Kolloquium abhängig machen. Das gleiche gilt, wenn der antragstellende Arzt im Vergleich zu dieser Vereinbarung eine abweichende, aber gleichwertige Befähigung nachweist.
(3) Die festgelegten fachlichen Anforderungen können durch ein Kolloquium nicht ersetzt werden.

## D

### § 10 Inkrafttreten, Übergangsregelungen

(1) Diese Vereinbarung tritt am 1. Oktober 1997 in Kraft.
(2) Ärzte mit der Berechtigung zum Führen der Schwerpunktbezeichnung Nephrologie, die vor Inkrafttreten dieser Vereinbarung Leistungen der Dialyse regelmäßig erbracht haben, dürfen diese Leistungen weiterhin abrechnen, wenn sie folgende Voraussetzungen erfüllen:
   a) Antragstellung für die Genehmigung zur Ausführung und Abrechnung von Dialyseleistungen in der vertragsärztlichen Versorgung bis zum 31. Dezember 1997 an die zuständige Kassenärztliche Vereinigung
   b) Nachweis mit der Antragstellung:
      1. Erfüllung der in § 5 genannten Anforderungen an die Organisation mit Ausnahme der in Buchstabe d) abweichend getroffenen Übergangsregelung
      2. Erfüllung der in § 6 Nrn. 2 und 3 genannten Anforderungen an die apparative Ausstattung

c) Nachweis bis zum 30. September 1999, daß die in § 6 Nr. 1 genannten Anforderungen an die apparative Ausstattung erfüllt wurden
d) Soweit eine Dialysepraxis oder Dialyseeinrichtung über weitere Ärzte gemäß § 5 Abs. 7 Buchstabe c) bzw. Abs. 8 Buchstabe b) verfügen muß, diese jedoch die Anforderungen an die fachliche Befähigung nicht erfüllen, können bis zum 31. März 2001 weiterhin Dialyseleistungen ausgeführt und abgerechnet werden, wenn der jeweilige Arzt folgende Voraussetzungen erfüllt und durch Zeugnisse und Bescheinigungen bis zum 31. März 1999 nachgewiesen hat:
   1. Berechtigung zum Führen der Gebietsbezeichnung Innere Medizin
      Für Ärzte, die ihre fachliche Befähigung nach § 4 nachweisen müssen, eine mindestens 6monatige ständige Tätigkeit in der Dialyse unter Anleitung. Die Anleitung hat bei einem Arzt stattzufinden, welcher die Voraussetzungen für den Erhalt der Befugnis nach der Weiterbildungsordnung für den Schwerpunkt Nephrologie erfüllt.

(3) Ärzte, die nicht über die Berechtigung zum Führen der Schwerpunktbezeichnung Nephrologie verfügen und vor dem Inkrafttreten dieser Vereinbarung Leistungen der Dialyse in der vertragsärztlichen Versorgung erbracht haben, dürfen diese Leistungen weiterhin abrechnen oder als weitere Ärzte in der Dialysepraxis oder Dialyseeinrichtung erbringen, wenn sie folgende Voraussetzungen erfüllen:
a) Nachweis der unter Abs. 2 Buchstabe a) bis d) festgelegten Voraussetzungen und
b) Nachweis, daß in den letzten drei Jahren Leistungen der Dialyse regelmäßig erbracht wurden
   oder
   Nachweis, daß folgende Anzahl von Dialysebehandlungen bis zum Inkrafttreten dieser Vereinbarung selbständig durchgeführt wurden:
   1. für Ärzte mit der Berechtigung zum Führen der Gebietsbezeichnung „Kinderheilkunde“: 1000 Dialysebehandlungen
   2. für sonstige Ärzte: 2000 Dialysebehandlungen
      Ärzte nach Buchstabe b) Nrn. 1 und 2 haben ihre fachliche Befähigung durch die erfolgreiche Teilnahme an einem Kolloquium zu belegen.

## II. Plasmapherese und Apherese

(in Vorbereitung)

# Sachverzeichnis

## E



## F



## G

## O



## P



## Q



## R



## S

## T



## U



## V



## W



## Z